Günter Harnisch

Die Botschaft der Angstträume

Günter Harnisch

Die Botschaft der Angstträume

Was sie uns sagen –
wie wir sie verstehen –
wie sie uns helfen

Herder
Freiburg · Basel · Wien

Gedruckt auf umweltfreundlichem,
chlorfrei gebleichtem Papier

Herstellung: Freiburger Graphische Betriebe 1997
ISBN 3-451-26459-5

Alle Heilung ist dem Wesen nach
Erlösung von Angst.

A Course *in Miracles*

Inhalt

Teil 3

Teil 1

Angst begleitet unser ganzes Leben

Angst hat einen vernünftigen Sinn – nachts in unseren Träumen ebenso wie in der Tagesrealität

Ja, immer wieder die Angst, Angst ist in uns, Angst ist um uns, Angst beunruhigt uns mit Fragen, Angst nötigt uns, Antworten zu suchen. Kaum haben wir sie gefunden, ach was, vor lauter Bedrängtheit hervorgestammelt oder herausgeschrieen, kaum haben wir uns ein wenig entspannt auf den sanften Kissen einer beiläufigen Gewißheit, dann beginnt sie von neuem, die Verwandlung. Unruhen dringen durch, bemächtigen sich unser aus allen Richtungen des Ruhelagers und verwandeln es in ein Nagelbett neuer, schmerzender Fragen.

Johann Voß: Warum noch Gedichte? – Die Provokation der modernen Poesie – Eine Meditation, in: Scriptum, Heft 26 (1997)

Für sehr viele Menschen ist die Angst in ihrem Leben ständig anwesend, mal mehr, mal weniger spürbar.

Nachts, in unseren Träumen, zeigt sie sich meist am deutlichsten. Wenn wir den Sinn unserer Angstträume verstehen wollen, ist es notwendig, zunächst einmal zu begreifen, was Angst ist, warum wir sie empfinden und welche Aufgabe sie in unserem Leben erfüllt.

In unseren Träumen spiegeln sich unsere ganz persönlichen Ängste wider. Das läßt sich deutlich an dem Beispiel eines etwa 40jährigen Mannes erkennen, der folgenden Angsttraum berichtet:

Ich gehe dicht an einem Abgrund entlang, der so tief ist, daß mir schwindelig wird, als ich hinabschaue. Plötzlich bröckelt der Boden unter mir. Ich stürze ab, kann mich aber noch an einer Baumwurzel festhalten. Dann bricht auch sie ab. Ich falle und falle ... und wache auf, schweißgebadet, mit Herzklopfen. Ich kann nicht wieder einschlafen.

Mit einem solchen Angsttraum kann man auf mehrere unterschiedliche Arten umgehen:

Manche Menschen schütteln den Traum ab. Sie sagen: „Ich habe heute nacht schlecht geschlafen, weil unangenehme Träume mich belästigten." Sie nehmen ihre Panikträume als schicksalhaft hin, etwa so, wie man ein Unwetter über sich ergehen läßt.

Andere dagegen fragen: „Was hat dieser Traum mit meinem Leben zu tun? Ich lebe im Flachland. Es gibt hier keine Abgründe. Ich fahre auch im Urlaub nicht ins Gebirge, wo Abgründe und Schluchten mir gefährlich werden könnten. Vielleicht will dieser Traum mich vor einer anderen Art von Abgrund warnen, von dem mein Leben bedroht ist." Dabei kann es sich um eine berufliche Krise handeln, ebensogut aber um eine gesundheitliche Bedrohung oder um eine Partnerkrise, die der Träumende mit seinem Wachbewußtsein noch nicht hinreichend erkannt hat. Die Angst in seinem Traum erst bringt ihn zum Nachdenken.

Wenn wir also nach dem Sinn der Angstträume fragen, stellt sich zugleich die Frage nach dem Sinn der Angst. Warum haben wir Menschen Angst? Irritiert uns unsere Angst nur unnötigerweise, oder hat sie einen vernünftigen Sinn? Enthält unsere Angst eine Botschaft, die für die Bewältigung unseres Lebens wichtig ist?

Auf diese Fragen will der erste Teil dieses Buchs eine Antwort geben.

Angst kennt fast jeder. Sie beginnt, wenn wir im Begriff sind, die Geborgenheit des Mutterleibs zu verlassen. Und sie begleitet uns durch alle wichtigen Stationen und Situationen, bis hin zum Abschied von diesem Leben. Zwar gibt es Menschen, die von sich behaupten, Angst nicht zu kennen. Aber selbst wenn sie damit die Wahrheit sagen, so ist dieser Zustand völliger Angstfreiheit doch nicht unbedingt erstrebenswert. Denn die Angst in uns hat einen vernünftigen biologischen Sinn. Ohne sie wären wir verloren. Wir würden

Gefahren nicht wahrnehmen und könnten nicht entsprechend reagieren. Ein Tier, das Gefahr nicht spürt, ist nicht überlebensfähig. Nichts anderes gilt für uns Menschen.

Es gibt zahllose Versuche, die Angst zu definieren und zu beschreiben, einfache und komplizierte, theoretische und an der Lebenspraxis orientierte, angefangen bei der Tiefenpsychologie über die Theologie, Philosophie bis hin zur Verhaltensbiologie. Keiner dieser Ansätze genügt für sich allein. Aber alle miteinander leisten sie einen sinnvollen Beitrag, die Angst als emotionale Urgewalt zu begreifen und mit ihr umgehen zu lernen. Denn darauf allein kommt es letztlich an, daß wir unserer Angst nicht hilflos ausgeliefert sind.

Angst ist für unser Überleben notwendig

Wir brauchen die Angst, um zu überleben. Doch manchmal bringt sie uns fast um. Ängste, die wir nicht erkennnen und nicht benennen können, lösen Krankheiten in uns aus, deren wahre Ursache den Ärzten wie uns selbst oft verborgen bleibt. Sie blockieren unsere Lebensenergie und hindern uns, in konkreten Lebenssituationen angemessen zu handeln. In Phobien und Zwängen können sie unseren Handlungsspielraum so stark einengen, daß wir ohne fachkundige Hilfe aus diesem Teufelskreis nicht mehr herausfinden.

Unser Wort Angst bedeutet in den Sprachen, in denen es in verwandter Form vorkommt, immer soviel wie: Enge, Beklemmung, Atemnot, Bangnis, Entsetzen. Angst ist eine von unserem Willen unabhängige Reaktion auf echte oder vermeintliche Bedrohung. Sie beunruhigt uns und warnt uns. Angst begleitet uns. Sie quält uns. Aber sie hilft und rettet uns auch immer wieder.

Das Grimm-Märchen von einem, der auszog, das Fürchten zu lernen, zeigt den Zustand, in dem sich ein Mensch befindet, der keinen Zugang zu seiner Angst findet. Der dauerhaft angstlose Zustand ist eben nicht so erstrebenswert, wie er manchem auf den ersten Blick erscheinen mag. Er ist ein emotionaler Mangelzustand. Der Held des Märchens kann in ihm nicht bleiben. Er beginnt seine Wanderung, indem er einen Prozeß der Entwicklung seiner eigenen Persönlichkeit durchläuft, wie das fast stets in den alten Volksmärchen geschieht. Am Ende seiner Wanderung ist er ein anderer geworden als er zu Beginn war. Er hat das Fürchten gelernt, aber nicht in den typischen Gefahrensituationen der Männerwelt, sondern am Schluß ist es seine Frau, die ihm einen Eimer mit kaltem Wasser und zappelnden Fischchen darin ins Bett schüttet und mit dieser Schocktherapie ihren Mann aus seinem Mangelzustand einseitig starrer Angstlosigkeit erlöst.

Die typischen Ängste unserer Zeit

In den frühen Zeiten der Menschen waren die Bedrohungssituationen im Vergleich zu heute klarer und eindeutiger zu fassen. Hungersnöte, Naturkatastrophen, Seuchen, feindliche Überfälle, Bedrohung durch gefährliche Tiere – alle diese Gefahren ließen sich vergleichsweise klarer erkennen und benennen als die für den modernen Menschen typischen Angstsituationen. Entsprechend klarer und eindeutiger fielen die Reaktionen der Menschen auf solche Angstsituationen aus: Angriff, Flucht oder Akzeptieren einer hoffnungslosen Lage als den Willen der Götter. Mehr Möglichkeiten gab es nicht.

In unserer modernen Zeit ist die Bedrohung unbestimmbarer, undurchschaubarer geworden. Wir können sie mit unseren Sinnen oft nicht mehr wahrnehmen. Die zunehmende Vergiftung und Verseuchung unseres Lebensraums, Elektrosmog, atomare Gefahren – das alles sind Probleme, mit denen wir uns zwar mit unserem Verstand auseinandersetzen können. Aber die Fähigkeit zur unmittelbaren Wahrnehmung der Gefahr mit unseren Sinnen fehlt, weil wir einfach nicht mit entsprechenden Sinnesorganen ausgestattet sind. Lebensgefährliche Strahlungen, Elektrosmog, Umweltgifte können wir in den meisten Fällen nicht direkt, sondern erst in ihren Spätfolgen spüren.

Entsprechend unbestimmt ist unser Umgang mit der Angst in unserer Zeit. Diese Angst ist vielfach unbenennbar geworden. Was wir nicht benennen können, läßt sich für uns schwer begreifen. Und entsprechend unklar fällt unsere Reaktion aus, soweit sie nicht überhaupt ausbleibt, weil uns unser Verhaltensrepertoire keine geeignete Reaktionsmöglichkeit anzubieten hat.

Die Angst der modernen Menschen läßt sich oft schwer benennen

Typisch für uns moderne Menschen ist auch, daß wir unsere Ängste nicht mehr klar zu benennen wagen, selbst dort, wo uns das möglich wäre. Wer Angst benennt, bekennt womöglich, ein Feigling zu sein. Er wird angreifbar, verletzbar. In unserer leistungs- und erfolgsorientierten Gesellschaft ist aber bedingungsloses Funktionieren und nicht das Benennenkönnen eigener Ängste gefragt. Deshalb wagen viele moderne Menschen ihre Ängste inzwischen nicht mehr beim Namen zu nennen. Sie gebrauchen andere Ausdrücke für ihre Angst. Sie sprechen eher von ihrem Frust oder davon, gestreßt zu sein, geschafft, müde, urlaubsreif. Damit bewegen sie sich in gesellschaftlich akzeptieren Bahnen. Denn wer erfolgreich ist und viel arbeitet, der hat ein Recht darauf, müde sein. Doch die eigentlichen Ängste, die hinter solchen Symptomen stecken, bleiben unbenannt. Damit vergeben wir die Chance, uns mit ihnen auseinanderzusetzen, die eigentlichen Gründe für unser Gestreßtsein zu erkennnen und womöglich sinnvoll zu reagieren, indem wir unsere Einstellung zum Leben oder unsere Lebensbedingungen selbst verändern.

Unsere Ängste drücken sich auf der Körperebene aus

Angst hat die Gewohnheit, sich auch in unserem körperlichen Befinden auszudrücken. Manche Menschen werden blaß, wenn sie Angst empfinden, andere bekommen einen roten Kopf. Manchen Menschen sitzt die Angst als Kloß im Hals, der sie hindert zu sprechen. Die Stimme klingt dann belegt, dünn, eingeengt, gequetscht, unnatürlich hoch, fast kindlich, so als ob der oder die Sprechende unbewußt damit sagen will: Ich bin harmlos, greift mich nicht an! Oder aber die Stimme klingt unnatürlich tief, so als ob sie Ruhe und Sicherheit vortäuschen will, die aber in Wirklichkeit nicht vorhanden ist. Wieder andere Menschen zittern am ganzen Körper, wenn sie Angst empfinden, ihre Knie werden weich, oder sie spüren einen unangenehmen Druck im Magen. Viele müssen in typischen Angsstsituationen, beispielsweise vor Prüfungen, immer wieder zum Klo laufen, weil sie im wahrsten Sinne des Wortes „Schiß" haben.

Menschen, bei denen die Angst sich zum Dauerzustand entwickelt hat, erkennt man oftmals an ihrem flachen Atem oder an ihren eingeengt wirkenden Körperbewegungen beim Gehen. Die Angst schnürt den Körper förmlich ein. Auf lange Sicht führt sie häufig zu organischen Erkrankungen aller Art, denen man ihr Entstehen aus einem chronisch gewordenen Angstzustand nicht mehr so leicht ansieht.

Angst hat die Angewohnheit, sich selbständig zu machen. Sie nimmt gleichsam in unserem Körper Gestalt an. So entsteht der Eindruck, als habe der Körper Angst, was ja in der Tat zutrifft, wenn man Körper und Seele als eine Einheit ansieht. Deshalb ist es nur logisch, wenn Ängste, welche die Seele belasten, sich im Bild des Körpers ausdrücken. Umgekehrt gilt das gleiche: Leiden, die unseren Körper in seiner Ausdrucksfähigkeit einschränken, belasten zugleich unsere Seele.

Angst macht dumm

Meist fühlen wir uns sehr angespannt oder sogar regelrecht verspannt, wenn wir Angst spüren. Wir empfinden uns in unserem Energiefluß und in unserer Wahrnehmung als blockiert.

Uns ist unbehaglich, unheimlich, unerträglich zumute. Wir sind nicht imstande, angemessen zu reagieren, verlieren unsere Fassung, empfinden unser Verhalten oft selbst als unbeholfen und als dumm. Und in der Tat: Angst macht dumm! Es gibt eine Untersuchung mit Schulkindern, an der sich die Richtigkeit dieses Satzes eindeutig belegen läßt. In der Versuchsreihe ließ man Schulkinder eine Klassenarbeit schreiben. Der Versuchsleiter wies die Kinder vorher darauf hin, sie sollten sich besonders viel Mühe geben. Von den Ergebnissen dieser Arbeit hänge sehr viel für ihre Zukunft ab. Der Schwierigkeitsgrad der Arbeit sei äußerst hoch. Sie müßten also schon ihr Bestes geben, wenn sie den Test erfolgreich bestehen wollten. Das Ergebnis: Die Schülerinnen und Schüler erbrachten in der Klassenarbeit weitaus schlechtere Ergebnisse als sonst unter gewohnten Lernbedingungen. Eine etwa gleich leistungsstarke Kontrollgruppe von Kindern ließ man dieselbe Arbeit ohne besondere angstauslösende Zusatzankündigungen schreiben. Bei ihr bewegten sich die Leistungsergebnisse im gewohnten Rahmen.

Auffallend an dieser Untersuchung war vor allem: Unter dem Einfluß von Angst bevorzugten die meisten Schülerinnen und Schüler starre Problemlösungsstrategien bei der Bearbeitung der gestellten Aufgaben. Sie waren sehr viel weniger als sonst üblich imstande, Probleme auf kreative Weise zu lösen.

Eine andere Untersuchung mit Prüfungskandidatinnen und -kandidaten ergab, daß nur etwa ein Drittel der Prüflinge imstande war, unter Prüfungsstreß bessere Leistungen als gewöhnlich zu erbringen. Ein weiteres Drittel der Prüflinge erbrachte etwa die gleichen Leistungen wie gewohnt. Beim letzten Drittel blieben die Leistungen unter Prüfungsbedingungen deutlich zurück.[1]

Eine angstfreie Atmosphäre begünstigt im allgemeinen das Leistungsvermögen nicht nur bei Schülerinnen und Schülern, sondern auch bei Erwachsenen, die bereits im Berufsleben stehen.

Angst macht dumm. Aber wir müssen auch bedenken: Manche Menschen stellen sich dumm an, *weil* sie Angst haben. Dagegen sind sie unter angstfreien Bedingungen durchaus in der Lage, völlig normale Leistungen zu erbringen. In der Schule wie in der Arbeitswelt hat sich diese Erkenntnis noch längst nicht hinreichend herumgesprochen. Und bei der Abnahme von Prüfungen aller Art sind sich die Prüfer bis heute wohl nicht darüber im klaren, daß sie in erster Linie nicht den

---

[1] Rosemann, H.: Kinder im Schulstreß, Frankfurt/M. 1978

Kenntnisstand und das Leistungsvermögen ihrer Kandidatinnen und Kandidaten überprüfen, sondern den Grad ihrer Angstfreiheit. Zwar lassen sich auch daraus Rückschlüsse auf Belastbarkeit und damit auf die Berufseignung ziehen. Aber im Grunde wird hier nicht das eigentlich Beabsichtigte überprüft, nämlich Fachkompetenz, sondern völlig andere Persönlichkeitsmerkmale und Eigenschaften der Prüflinge.

Die meist als nur unangenehm erlebten Angstspannungen können sich manchmal schnell steigern und verallgemeinern. Angst hat die Neigung, sich auszubreiten. So kann sich eine für sich gesehen harmlose Furcht vor Spinnen zur umfassenden Lebensangst ausweiten und die Betroffenen schließlich hindern, ihre Wohnung zu verlassen und ihren Beruf auszuüben. Angst steigert sich manchmal bis hin zur Panik. Wer in einen solchen Teufelskreis der Angststeigerung gerät, braucht im allgemeinen therapeutische Hilfe, um wieder sein normales Leben führen zu können. Die moderne Psychotherapie verfügt bei der Angstbewältigung glücklicherweise über sehr wirksame Behandlungsmethoden. Für Menschen, die in die Spirale der sich steigernden Angst geraten sind, besteht also kein Grund zu resignieren.

Angst kann auch anregen – alles kommt auf die richtige Dosierung an

So lähmend Angst auch wirken kann: Als leichte Anspannung erhöht sie unsere Konzentration in Situationen, in denen wir in unserem Leistungsvermögen voll gefordert sind. Darin liegt etwa der Sinn des sogenannten Premierenfiebers, wie es selbst bei erfahrenen Schauspielerinnen und Schauspielern immer wieder auftritt. Es schadet ihnen nicht, sondern es befähigt sie erst zur vollen Entfaltung ihres Könnens. Lampenfieber in der richtigen Dosierung gibt uns in entscheidenden Situationen normalerweise erst den richtigen „Kick“, damit wir unsere volle Leistungsfähigkeit erreichen. Dementsprechend erleben wir eine leichte lampenfieberähnliche Anspannung oft als durchaus lustvoll. Angst in richtig dosierter Form verschafft vielen Menschen eine Art Nervenkitzel, den sie bewußt suchen und genießen. Sie finden auf diese Weise Selbstbestätigung. Nicht umsonst spricht man in diesem Zusammenhang von „Angstlust“ die manche Menschen beispielsweise bei Mutproben oder beim Ausüben gefährlicher Sportarten wie Bergsteigen oder Segelfliegen bewußt aufsuchen. Das Risiko ist es, das ihnen das Leben erst reizvoll und lebenswert erscheinen läßt. Indem sie sich diesem Risiko aussetzen, erproben sie sich selbst im Umgang mit ihrer Angst, testen ihre eigenen Grenzen aus und erweitern sie immer wieder neu. Erst in Grenzsituationen lernen wir unsere eigenen Möglichkeiten voll kennen und ausschöpfen. Nicht immer gelingt es allerdings, den Abstand zu unverantwortlicher Tollkühnheit zu wahren.

Wovor die meisten Menschen Angst haben

Ganz sicher gibt es typische Situationen, vor denen viele Menschen in ähnlicher Weise Angst haben. Dazu gehört zum Beispiel die Angst vor dem Tod, die Angst vor dem Sterben, vor unheilbaren Krankheiten, vor Siechtum, die Angst vor dem Alleinsein, vor Katastrophen, vor Notlagen, Angst vor der Macht, vor Verlust des Ansehens, vor Verletzungen, Hunger und Krieg, vor Spinnen, Schlangen, wilden Tieren oder vor dem Leben überhaupt. Im Grunde gibt es nichts im menschlichen Dasein, was nicht angstbesetzt sein könnte. Angst kann sich selbst auf die alltäglichen Grundbedürfnisse wie Essen, Trinken und Schlafen erstrecken und ihr Erleben erschweren. Angst ist offenbar etwas, was grundsätzlich zum Menschen dazugehört. Jeder versteht, was gemeint ist, wenn von der Angst die Rede ist. Fast jeder hat sie in dieser oder jener Form schmerzhaft am eigenen Leibe erfahren. Dabei ist die Angst schon halb gebannt, wenn wir sie klar benennen können. Am schlimmsten sind die nicht benennbaren Ängste, deren Vorhandensein wir allenfalls dumpf spüren, die uns aber nicht greifbar sind. Sie stören unsere Gesundheit und unser Wohlbefinden. Aber solange sie uns nicht bewußt sind, können wir uns nicht erfolgreich mit ihnen auseinandersetzen.

Angst bei den Tieren

Wir fühlen uns durch unsere Menschlichkeit den Tieren meist überlegen. Doch wenn man genauer hinschaut, verhalten sich Tiere oft menschlicher, weniger brutal aggressiv gegenüber ihren Artgenossen, als dies bei den Menschen üblich ist.

Das Tier gilt häufig als Modell für den Menschen. Und in der Tat: Vergleichende Verhaltensforschungen zeigen in vielem verblüffende Ähnlichkeiten zwischen den Menschen und ihnen nahestehenden Tieren, die oftmals bis in die Details der Lebensgewohnheiten, des sozialen Miteinanders, der Brutpflege und Aufzucht des Nachwuchses, der Machtauseinandersetzungen und des Werbeverhaltens bei der Paarung reichen. Nur: Insgesamt gesehen verhalten sich die Menschen brutaler gegenüber ihren Artgenossen als die Tiere. Tötungen, selbst starke Verletzungen des Gegners, sind bei Auseinandersetzungen innerhalb einer Tierart eher seltene Ausnahmen, während sie bei den Menschen im Rahmen kriegerischer Auseinandersetzungen oder anderer Tötungsprogramme doch recht oft vorkommen. Tötungen aus Gründen des Nahrungserwerbs sind in der Tierwelt nicht mit Aggression verbunden. Sie müssen wir also mit anderen Maßstäben betrachten. Manchmal kommt es trotz gewisser Ähnlichkeiten zwischen Mensch und den ihm nahestehenden Tierarten zu etwas vorschnellen Übertragungen von Befunden der Forscher am Tier auf den Menschen.

Gefühle umfassen einen wichtigen Teil der menschlichen Natur, ebenso aber auch der Natur des Tieres. Sie haben eine biologische Grundlage und lassen sich in der Stammesgeschichte weit zurückverfolgen. Furcht ist für Tiere ein nützliches Signal. Es zeigt ihnen an, daß Gefahr durch Feinde droht. Das Tier kann so auf die bedrohliche Situation reagieren. Entweder weicht es der Gefahr aus, indem es flieht. Oder es tritt die Flucht nach vorn an, indem es selbst angreift. Dieses Verhalten ist angeboren. Es braucht nicht erst durch entsprechende Lernerfahrungen geprägt zu werden.

Viele Tiere zeigen Gefühlszustände, die mit menschlicher Angst durchaus vergleichbar sind. Züchtungsversuche und

Zwillingsforschungen an Tieren haben ergeben, daß es bei ihnen sogar eine erbliche Neigung zu besonders hoher Ängstlichkeit gibt.

Der Mensch hat keine natürlichen Feinde mehr. Und trotzdem ist er nach wie vor mit einem instinktmäßigen Angstprogramm ausgestattet, als ob er noch solche Feinde hätte. Auch er fühlt in bestimmten Situationen Furcht. Bei kleinen Kindern läßt sich eindeutig angeborenes Angstverhalten beobachten. Beispielsweise fürchten sie sich vor großen Gegenständen, die schnell auf sie zukommen, vor intensiven Reizen wie lauten Geräuschen, sie zeigen angeborene Angst- und Ekelreaktionen vor Spinnen und Schlangen. Sie reagieren mit Angst auch, wenn sie den Kontakt zum festen Boden verlieren oder von nahen Bezugspersonen getrennt werden. Dagegen müssen Menschenkinder andere Ängste erst mühsam und oft schmerzhaft lernen, beispielsweise die Angst vor Feuer oder vor den Gefahren des Straßenverkehrs. Die besondere Schwierigkeit liegt dabei darin: Unser Organismus ist nicht mit Sinnesorganen ausgestattet, die uns Angst vor den oft gefährlichen Rückwirkungen der modernen technischen Welt auf unser Leben signalisieren. Für diese von den Menschen selbst geschaffenen typischen Gefahren unserer Zeit fehlt uns von unserer Grundausstattung her ein Frühwarnsystem als Angstauslöser. Deshalb fühlen wir gegenüber diesen Gefahren meist viel zu wenig Angst, obwohl das Empfinden von Angst hier zur Erhaltung des menschlichen Lebens biologisch dringend notwendig wäre.

Mitunter schlägt dieses unangemessen angstlose Verhalten aber auch in sein Gegenteil um: Wir begegnen dann Menschen, die übertrieben besorgt reagieren und alle Lebensmittel, die Luft und das Wasser für so stark vergiftet halten, daß sie sie für ungenießbar halten. Die Gefahr dabei liegt darin: Solche negativen Überzeugungen können nach dem Prinzip der sich selbst erfüllenden Prophezeiung tatsächlich so wirken, daß Unverträglichkeiten auftreten, wenn jemand nur fest genug daran glaubt.

Wie wir versuchen, unsere Ängste zu bewältigen

Damit wir unserer Angst nicht so hilflos schmerzhaft ausgesetzt sind, entwickeln wir bestimmte Strategien im Umgang mit der Angst. Angst ist eine als unangenehm empfundene Erregung. Wenn sie auftritt, suchen wir verständlicherweise nach Möglichkeiten, diese Spannung zu lösen. Unsere größten Ängste sind meist die Angst vor Verlust, vor Trennung und Mißerfolg, auf die wir keine angemessene Antwort haben. Wenn wir aber keine Möglichkeit haben, direkt und unmittelbar auf eine Angstsituation zu reagieren, dann entwickeln wir allerlei Abwehrmechanismen. Sie sollen uns helfen, mit der als unerträglich empfundenen Angstsituation fertigzuwerden.

Zu den am häufigsten angewandten Angstbewältigungsstrategien gehören das *Distanzieren* und das *Rationalisieren*. Beim Distanzieren packt uns die Angst, aber wir versuchen, Abstand zu gewinnen, indem wir uns sagen: Jetzt ganz ruhig bleiben! Ich atme erst ein paarmal tief durch und zähle bis zehn. Diese Strategie, Abstand zu gewinnen, wird im Zen-Buddhismus mit Erfolg in vergleichbarer Form gelehrt und angewandt.[2] Viele Menschen kombinieren das Abstandgewinnen mehr oder weniger bewußt mit der Methode des Rationalisierens. Sie versuchen dabei, sich selbst klarzumachen, daß eigentlich kein Grund besteht, Angst zu haben, daß sie die Situation schon irgendwie wieder in den Griff bekommen werden. Oder sie beginnen, das Problem mit ihrem Verstand zu analysieren.

Eine weitere, sehr häufig vorkommende Form der Angstbewältigung ist die *Projektion*: Jemand empfindet Angst, sieht die Ursache für diese Angst aber nicht in seiner Person, sondern er verlagert sie auf andere Personen oder auf die Umstände in seiner Umgebung. Die Schweizer Psychoanalytikerin Verena Kast schildert zu dieser Form der Angstbewältigung ein eindrucksvolles Beispiel aus der therapeutischen Praxis:

---

[2] Thich Nhat Hanh: Zeiten der Achtsamkeit, Freiburg im Breisgau, 2. Auflage 1996

Ein fünfjähriger „normal-aggressiver" Junge wird von seinen Eltern als in letzter Zeit schwierig, aufsässig und sehr aggressiv bezeichnet. Nach außen erscheint er als ein lustiges, aktives, warmherziges, einfühlsames Kind. Dieser Junge wird plötzlich, sozusagen über Nacht, ganz brav, geht nach Einbruch der Dunkelheit aber nicht mehr aus dem Haus. Darauf befragt, warum er nicht mehr aus dem Haus gehe, sagt er: „Da draußen im Dunkel sind Riesen, sind Marsmenschen, sind Mörder, sind Bären und Wölfe." Deshalb gehe er nicht mehr hinaus. Er ist auch sonst brav geworden. Er hat eine Dunkelangst entwickelt. Zwingen ihn seine Brüder, dennoch bei Dunkelheit vor die Tür zu gehen, bekommt er augenblicklich Bauchweh, und es wird ihm schlecht.[3]

Etwas ist da schiefgelaufen, wenn ein bislang „normal-aggressives" Kind sich plötzlich völlig angepaßt verhält. Im Gespräch stellt sich heraus, daß der Junge offenbar eine starke Wut auf seine Eltern hat, weil er sich als jüngster von vier Brüdern zu sehr als Kleinkind behandelt fühlt. Deshalb verhielt er sich feindselig gegenüber seinen Eltern. Die Eltern verstanden seine Feindseligkeit aber nicht als Ausdruck einer gesunden Trennungsaggression, die ganz einfach zur Entwicklung des Jungen dazugehört. Deshalb stellten sie die Aggressivität des Kindes als etwas Böses dar. Hinzu kam, daß der Vater zu dieser Zeit immer weniger zu Hause war. Offenbar verknüpfte der Junge unbewußt diese beiden Dinge miteinander: Weil ich so böse bin, ist der Vater immer weniger zu Hause. Seine Aggression, das Bösesein, löste Angst in ihm aus. Also mußte es verdrängt werden, indem der Junge das alles in die nächtliche Außenwelt projizierte. Jetzt erlebte er sie als feindlich und dämonisch. Das Böse hatte er auf anonyme, aggressive Gestalten der Finsternis verlagert, nämlich auf Riesen, Marsmenschen und Mörder, die dort draußen im Dunkeln ihr Unwesen treiben.

Solche Projektionen eigener Ängste auf Außenstehende kommen bei Erwachsenen ebenso wie bei Kindern vor. Bei

[3] Verena Kast: Vom Sinn der Angst, Wie Ängste sich festsetzen und sich verwandeln lassen, Freiburg i. B., Basel, Wien 1996, 61

Kindern ist es das vermeintliche Krokodil unter dem Bett, das ihnen zu schaffen macht. Erwachsene projizieren ihre Ängste oft kollektiv, indem sie ganzen Völkern aggressive Absichten bescheinigen. Dann sind es die Ausländer, die Fremden, die Andersartigen, die angeblich nur darauf warten, uns anzugreifen und zu zerstören. Solche Feindprojektionen lassen sich auflösen, wenn wir aufhören, einander zu dämonisieren. Das geschieht erst dann, wenn wir bereit sind hinzuschauen, wenn wir uns genauer kennenlernen.

Eine weitere Form der Angstbewältigung schließlich ist das *Herabsetzen*. Fühlen wir uns in einer konkreten Situation jemand anderem gegenüber in unserem Selbstwertgefühl geschwächt oder unterlegen, so entwerten wir leicht den anderen, indem wir ihn herabsetzen, ihn für inkompetent erklären. Dahinter steckt meist eine versteckte Angstabwehr und nicht Boshaftigkeit. Es lohnt sich, den eigenen Entwertungsstrategien auf die Spur zu kommen und ihre Hintergründe auszuleuchten.

Vielleicht klingt das alles ein wenig so, als seien die Angstbewältigungsstrategien des Distanzierens, Rationalisierens, Projizierens und Herabsetzens etwas Negatives, das man besser bleiben lassen sollte. In der Tat: Dem Ideal menschlichen Verhaltens entsprechen sie nicht. Aber wer von uns entspricht schon den ganz hohen Idealanforderungen? Wir alle kochen nur mit Wasser. Und jeder von uns kann nur soviel an Angstbewältigung leisten, wie ihm im Augenblick möglich ist. In einer akuten Angstsituation bleibt uns oft keine andere Möglichkeit als Distanz zu gewinnen, zu rationalisieren und zu projizieren, weil wir die Angst anders womöglich nicht aushalten könnten. Selbst in der Therapie akzeptiert man heute diese Angstbewältigungsstrategien weitgehend – jedenfalls in der Therapie nach C. G. Jung und in vergleichbaren Therapieformen. Der Klient oder die Klientin erhält dann zwar Angebote direkterer Möglichkeiten zur Angstbewältigung. Kann er oder sie diese Angebote jedoch nicht annehmen, so wird das voll akzeptiert. Und dennoch gelingt die Therapie.

Angst versteckt sich hinter Zwängen

Wir alle kennen Zwänge. Wer hätte nicht beim Verlassen der Wohnung schon noch einmal zurückgehen müssen, um nachzuschauen, ob der Küchenherd auch wirklich ausgeschaltet oder die Außentür auch wirklich geschlossen ist. Krankhaft sind zwanghafte Handlungen erst dann, wenn sie besonders hartnäckig, intensiv und häufig auftreten, einen persönlichkeitsfremden Charakter annehmen und den von ihnen betroffenen Menschen in seiner Handlungsfreiheit beeinträchtigen.

Bekannt sind vor allem der Waschzwang, der Reinigungszwang, der Zwang, bestimmte Handlungsabläufe immer wieder zu kontrollieren, und der Grübelzwang. Diese Aufzählung ist nicht vollständig. Denn im Grunde können alle Dinge, die Menschen tun, sich zum Zwanghaften hin entwickeln.

Zwanghaft ist etwas, das wir absolut zwingend gegen unseren Willen und gegen unsere Überzeugung tun oder denken müssen, weil wir fest überzeugt sind, daß sonst Schreckliches geschehen würde. Unterbricht man zwanghaftes Handeln, so entstehen panikartige Ängste. Zwangsstörungen sind Angststörungen, auch wenn man ihnen das nicht auf den ersten Blick ansieht.

Schauen wir uns auch hierzu ein Beispiel an:

Eine 39jährige Frau, Mutter von zwei Kindern, kommt in die therapeutische Praxis. Sie klagt über Schlaflosigkeit. Sie sei oft reizbar und nervös. Vor kurzem habe sie einen Nervenzusammenbruch erlitten und immer weinen müssen. Von Beruf ist die Frau Sparkassenangestellte. Sie übt ihren Beruf aber seit ihrer Heirat nicht mehr aus. Ihr Mann verdiene genug Geld. Da habe sie es nicht nötig, noch arbeiten zu gehen.

Im Laufe der ersten Gespräche stellt sich heraus, daß sie sich selbst und ihre gesamte Familie jeden Tag von oben bis unten frisch einkleidet. Sie seien eine saubere Familie. Dennoch fühlt sie sich nicht sauber, duscht mehrmals am Tag und wechselt ihre Unterwäsche ein paarmal täglich.

Sie selbst ist streng erzogen worden. Ordnung und Sauberkeit waren in ihrem Elternhaus sehr wichtige Grund-

sätze. Ihr Vater war, wie sie selbst, Sparkassenangestellter. Er galt als äußerst korrekt, zuverlässig und pünktlich. Auch ihre Mutter beschreibt die Klientin als sehr saubere und ordentliche Frau. Von ihr habe sie gelernt, ihren Haushalt immer gut in Ordnung zu halten. Dreck und Schmutz seien ihr ein Greuel. Sie wolle nicht, daß es bei ihr zu Hause „wie bei Zigeunern" aussehe.

Das Sauberhalten ihrer Wohnung, ihrer Familienmitglieder und ihres eigenen Körpers nimmt alle ihre Kraft und die gesamte ihr zur Verfügung stehende Zeit in Anspruch. Inzwischen hat die Frau zusätzlich einen Händewaschzwang entwickelt. Denn bei ihrer Arbeit kommt sie immer wieder mit Schmutz in Berührung, der dann gründlich abgewaschen werden muß, damit Krankheitsbakterien keine Chance haben. Sie wäscht sich dreißig- bis fünfzigmal pro Tag die Hände. Aber mit diesen Zwangsritualen läßt sich ihre Angst immer nur für kurze Zeit bannen. Ihre Haut an den Händen leidet zunehmend. Die Angst, Bakterien könnten durch die verletzten Hautstellen noch leichter in ihren Körper eindringen, macht ihr immer stärker zu schaffen.

Die Angst vor Schmutz ist hier im Grunde nicht wörtlich gemeint. Hinter den Zwangsvorstellungen verbirgt sich oftmals der Wunsch, einmal richtig schmutzig sein zu dürfen, so wie kleine Kinder schmutzig sind. Meist durften sich zwanghafte Menschen selbst in ihrer Kindheit nicht schmutzig machen. Häufig sind es schmutzige Fantasien, die hinter der Zwangsvorstellung von Sauberkeit stecken. Weil man schmutzige Fantasien hat, muß man besonders sauber sein. Anstatt sich den Wunsch nach Schmutz, nach Sexualität, nach Aggressivität einzugestehen, streben zwanghafte Menschen dann absolute Reinheit und Aggressionslosigkeit an. Doch sie gibt es unter Menschen nicht. Selbst Liebe ist immer mit Aggression verbunden und eben auch mit Sexualität. Askese aus Angst vor dem vermeintlichen Schmutz der Sexualität bringt keine Lösung des Problems. Wichtig wäre, das innere Kind in sich selbst wiederzuentdecken, das vielleicht unbeschwert spielen will, das schmutzig, aggressiv, lustvoll Freude an seinem Körper erleben möchte.

Da ist viel Lebendiges zugeschüttet worden von Eltern, die zu hart Gehorsam gefordert haben. Kontrolle war ihnen über alles wichtig. Das kindliche Lebendige bleibt bei zu frühen und zu harten Erziehungsmaßnahmen allzuleicht auf der Strecke.

Die Behandlung der Angst durch Medikamente

Angst drückt sich in körperlichen Symptomen aus: Herzjagen, Atembeklemmung, Zittern und Kaltwerden der Hände, auch der Füße, Schweißausbrüche, Übelkeit, Durchfälle und vieles mehr. Es gibt fast kein körperliches krankheitsähnliches Zeichen, das nicht durch Angst ausgelöst werden könnte. Das zentrale Nervensystem reagiert auf Angst. Biochemische Prozesse im Körper verändern sich. Angstanfälle sind außerdem mit typischen, meßbar veränderten Hormonausschüttungen verbunden. Das Nebennierenrindensystem wird aktiviert.

Weil die Angstsignale sich so stark auf der Körperebene zeigen, ist die Versuchung entsprechend groß, sie als körperliche Krankheit mit Medikamenten zu bekämpfen. Doch in den seltensten Fällen handelt es sich um eine körperliche Angstkrankheit. Angst spricht auf bestimmte Medikamente an, wenn auch meist nur für eine bestimmte Zeitspanne. Dann bricht die Angst dennoch wieder durch.

Angstanfälle lassen sich dämpfen, wenn man die Aktivität bestimmter Zentren und bestimmter Stoffwechselvorgänge dämpft. Wir alle kennen die angstlösende Wirkung von Alkohol. Ganze Industriezweige leben heute gut vom Verkauf angstdämpfender Medikamente. Die sogenannten Anxiolytika oder auch die Tranquillizer gehören zu den am meisten verordneten Medikamenten. Sie können vorübergehend von Angst entlasten. Doch chronische Angstzustände und ihre Ursachen beseitigen sie nicht. Statt dessen schaffen sie eine starke Gefahr der Abhängigkeit, die selbst von den Ärzten oft nicht in ihrer ganzen Tragweite erkannt wird.

Angstvermeidung

Viele Menschen reagieren bei Auftreten von Angst zuerst einmal mit Flucht. Die Angst signalisiert uns manchmal eine so große Gefahr, daß eigentlich nur Fliehen in Frage kommt. Flucht kann sinnvoll sein. Falsches Heldentum durch Aushalten und Angreifen ist ja gerade in der Geschichte unseres Volkes auf verhängnisvolle Weise idealisiert und praktiziert worden. Aber auch wiederholtes Angstvermeiden schafft Probleme. Die Angst hat eine unangenehme Eigenschaft: Wenn wir vor ihr fliehen, holt sie uns immer wieder ein.

Wir können nicht ständig auf der Flucht sein. Wer ständig flieht, ist nicht mehr bei sich selbst und verliert das Gefühl für seine eigenen Wurzeln. Die Flucht- und Vermeidungsstrategien werden problematisch, wenn sie sich zu einer Art Grundhaltung entwickeln. Sie umfassen dann oft gleich mehrere wichtige Lebensbereiche. Fliehen wir ständig, so bleibt uns keine Möglichkeit mehr, uns mit unserer Angst auseinanderzusetzen und Entscheidungen zu treffen, die das Fluchtverhalten korrigieren. Wir verlieren so die Fähigkeit, die Berechtigung unserer Angst wirklichkeitsnah einzuschätzen, unsere Angst notfalls „unter den Arm zu klemmen" und trotz Angst zu handeln.

Prüfungsangst beispielsweise kennt fast jeder von uns. Der erste Schritt in einer solchen Angstsituation ist gewöhnlich: Wir nehmen die Angst wahr. Dann überlegen wir: Vermeide ich die Situation oder stelle ich mich ihr, obwohl ich Angst empfinde. Meist ist dann das Ergebnis unserer Überlegung: So viele andere Menschen haben sich der Prüfungssituation gestellt und ihre Prüfung bestanden. Dann werde auch ich mich nicht von meiner Angst unterkriegen lassen. Hinterher stellt sich meist heraus, daß alles nicht so schlimm war, wie unsere Angst es uns zuvor erscheinen ließ. Viele Menschen würden sich nach einer bestandenen Prüfung gern einer neuen Prüfung stellen, diesmal mit weniger Angst. Das Durchleben der Angst hat zu einer Korrektur ihrer Angst geführt. Es hat die Angst auf ein angemessenes, realitätsnahes Maß zurückgeholt.

Reagieren wir dagegen in Angstsituationen immer wieder mit Flucht, dann fehlen uns solche Korrekturerlebnisse. Wir geraten statt dessen in eine Vermeidungsspirale hinein. Die Welt wird für uns immer bedrohlicher. Wir ängstigen uns immer mehr und fliehen immer öfter. Das kostet viel Energie. Das Vermeiden gibt uns das Lebensgefühl, nichts auf dieser Welt bewirken zu können, ein Versager zu sein. Das beeinträchtigt unser Selbstwertgefühl. Wir müssen immer mehr vermeiden und engen uns ständig weiter ein..

Hierzu ein Beispiel aus der Therapie:

Ein Student, 29 Jahre alt, litt so stark unter Prüfungsangst, daß er zu seinem Prüfungstermin nicht erschien. Er galt deshalb als durchgefallen und erhielt acht Monate später einen neuen Prüfungstermin. Am Morgen des Prüfungstages war seine Angst so stark, daß er wieder nicht zur Prüfung erschien, obwohl er sich gut vorbereitet hatte und von seiner Begabung her in der Lage gewesen wäre, die Prüfung zu bestehen. Da er ein ärztliches Attest vorlegen konnte, gab man ihm noch eine dritte Chance. Aber inzwischen fühlte er sich bereits lange vor der Prüfung so schlecht, daß er sein Studium aufgab und ohne Abschluß in das Berufsleben eintrat. Er bekam eine Stelle, die nicht seinen Begabungen und Fähigkeiten entsprach. Entsprechend unzufrieden fühlte er sich. Seinen täglichen Frust spülte er mit Alkohol hinunter, bekam immer öfters Krach mit seinen Kollegen und Vorgesetzten, die ihn als arrogant beschrieben. Er meinte, sie seien allesamt Ekel, die ihn terrorisieren wollten. Infolge seines immer stärkeren Alkoholkonsums war er tagsüber müde, litt unter Kopfschmerzen, fehlte immer öfters und verlor schließlich seine Stelle. Er lebte jetzt von seiner Arbeitslosenunterstützung, schimpfte auf den Staat und auf alle Arbeitgeber, die doch nur Blutsauger seien. Seine Freunde aus der Studienzeit wandten sich von ihm ab. Es wurde einsam um ihn. Nach einem Selbstmordversuch begann er mit einer Therapie, gerade noch rechtzeitig vielleicht.

Magie und Angstbewältigung

Manche Menschen benutzen Mittel der Magie, um ihre Angst zu bewältigen. Solche magischen Praktiken gehen davon aus, daß es übernatürliche Kräfte gibt, die in die Menschen hineinwirken und sie verwandeln. Schon der große Arzt Paracelsus vertrat die Auffassung, daß die Magie himmlische Kraft in das Medium Mensch bringen könne. Magisch daran ist, daß es sich um Kräfte handelt, die nicht den wissenschaftlich bei uns anerkannten Gesetzen der Kausalität gehorchen. Bei den Naturvölkern war der Umgang mit solchen Kräften von jeher eine Selbstverständlichkeit. Ihre Priester und Schamanen beherrschten diesen Umgang seit Jahrtausenden mit hoher Vollendung. Bei uns beginnt die Erforschung des Geheimnisses der schamanischen Kräfte heute in ersten zaghaften Versuchen. Doch bereits sie zeigen erstaunliche Ergebnisse.[4]

In den alten Volksmärchen begegnen uns immer wieder Situationen, in denen der Märchenheld Kontakt mit allerlei Helfern aufnimmt, denen er in Gestalt von Tieren begegnet. Bei den Indianern Nordamerikas war es üblich, in Not- oder Angstsituationen Kontakt zu seinem persönlichen „Krafttier" herzustellen, das imstande war, Hilfe zu mobilisieren. Selbst in der anerkannten modernen Therapiemethode des Katathymen Bild-Erlebens setzen sich die Klientinnen oder Klienten im Zustand tiefer Entspannung mit allerlei Tiergestalten auseinander, denen sie in einer Art Wachtraum begegnen.

Der Umgang mit Krafttieren, Kraftgegenständen, wie zum Beispiel mit Steinen oder auch mit persönlichen Helfern, kann ungeahnte Kräfte gegen Angst und Gefahr entfalten. Das Positive daran ist: Menschen, die in ihrem Inneren mit helfenden Gefährten oder Kraftgegenständen in Verbindung treten, fühlen sich mit positiven Energien verbunden. Sie sind weniger der Angst ausgeliefert und von Panik erfaßt. Sie sind imstande, sich auf sich selbst zu besinnen und Verbindung mit einer Kraft aufzunehmen, die über sie selbst hinausgeht. Das mag in Zusammenhang mit einem Traumbild, einem Gedanken, einem höheren Wesen, einer abstrakten

---

[4] Felicitas Goodman: Wo die Geister auf den Winden reiten, Trancereisen und ekstatische Erlebnisse, Freiburg im Breisgau, 3. Auflage 1995
Michael Harner: Der Weg des Schamanen, Ein praktischer Führer zu innerer Heilkraft, Genf 1994
Jose und Lene Stevens: Zur Quelle der Kraft, Schamanische Techniken für das Leben von heute, Freiburg im Breisgau 1994

Kraft geschehen, mit der sie in Kontakt treten, oder aber im Gebet. Aus dieser Haltung heraus sind sie imstande, in Ruhe und Gelassenheit ihre Probleme zu lösen.

Nachteilig kann es sich auswirken, wenn man sich selbst von der magischen Wirkung solcher Praktiken abhängig fühlt. Dann ist kaum eine wichtige Entscheidung im Leben ohne Talisman oder ohne Amulett oder ohne den Rat innerer Helfer mehr möglich.

Das Ziel: ein sicherer Umgang mit der Angst

Wenn Angst unvermeidbar zum menschlichen Leben gehört, lohnt es sich dann überhaupt, daß wir uns mit unserer Angst auseinandersetzen? Wäre es dann nicht einfacher, wir würden unsere Angst wie ein Naturereignis hinnehmen, sie wie ein Gewitter über uns ergehen lassen? – Manche Menschen denken in der Tat so. Doch fest steht: Wir sind unserer Angst keinesfalls hilflos ausgeliefert, sondern es liegt an uns selbst, wie wir sie verstehen und was wir aus ihr machen. Angst kann ein wertvolles Signal zur Selbstentfaltung unserer Persönlichkeit sein, wenn wir ihre Botschaft verstehen, anstatt jede Berührung mit der Angst peinlich zu vermeiden.

Wir können uns von unserer Angst auffressen lassen oder sie gelassen in Kauf nehmen – das ist der Unterschied. Gelassenheit angesichts der Angst zu bewahren, das ist sicher nicht leicht. Doch es ist möglich. Wir wissen ganz fest, daß unser Leben tödlich endet – und trotzdem lassen wir uns auf das Wagnis Leben ein. Wir wissen, daß alles, was wir für sicher halten, nicht sicher ist. Unser Wohlstand, unsere Erfolge, unsere Gesundheit, unsere Partnerschaft, unser ganzes Streben nach Anerkennung, das alles geht vorüber. Wir wissen, daß Schicksalsschläge unvermeidbar sind. Lassen wir also los, was loszulassen ist! Gelassenheit bedeutet, alle Unsicherheiten in Kauf zu nehmen und trotzdem nicht zu resignieren. Gelassenheit ist auch eine Form von Tapferkeit.[5] Sie beruht auf einem festen Vertrauen in das Leben. Manchen Menschen

[5] Rudolf Walter (Hrsg.): Gelassenwerden, Freiburg im Breisgau 1996, 14

bereitet es wenig Schwierigkeiten zu vertrauen. Sie haben in ihrer Kindheit Urvertrauen in der Beziehung zu ihren Eltern erlebt. Aber die meisten müssen das Vertrauen, dieses schwerste ABC, im Laufe ihres Lebens mühsam erlernen, indem sie bewußt wahrnehmen: Trotz aller Schwierigkeiten und Bedrohungen in meinem Leben zeichnen sich doch auch immer wieder Lösungen ab.

Gelassenheit hängt letztlich auch mit Hoffnung zusammen. Ernst Bloch hat den ebenso anschaulichen wie knappen Satz gesagt: „Die Hoffnung ersäuft die Angst."[6] Blochs Hoffnung ist eine kraftvolle Hoffnung, eine die sich nicht mit dem Bestehenden abfindet, sondern kreativ unzufrieden ist. Wenn sich dann unsere Träume nicht erfüllen, so liegt das nicht an unseren Träumen, sondern an uns selbst: Wir haben nicht intensiv genug geträumt. Für Bloch sind die Träume und Fantasien der Menschen Entwürfe auf ein besseres Leben hin, Wunschbilder des erfüllten Augenblicks. Sie erfüllen das konkrete Leben mit Zuversicht. Das Hoffen läßt sich ebenso erlernen wie die Gelassenheit. Dazu gilt es hartnäckig zu sein: die Gegebenheiten nicht einfach akzeptieren, so wie sie sind, sondern hinschauen, wie sie sein könnten. Das gelingt, wenn wir uns auch unsere Ängste anschauen und uns fragen, was sie uns mitteilen wollen. Dann können wir unser Leben gestalten, weil wir uns nicht länger von unserer Angst einschränken lassen. Aus dem produktiven Gestalten erwächst ein Grundgefühl der Zuversicht, mit dem wir trotz aller Vergänglichkeiten besser leben können.

Angst führt zu Erregung. Erregung bedeutet immer auch, daß wir angespannt sind. Anspannung heißt aber auch Konzentration, solange sie uns nicht lähmt. Menschen, die viel Angst haben, sind im allgemeinen angespannte Menschen, ständig auf der Hut, um notfalls flüchten oder angreifen zu können. Umgehen mit der Angst bedeutet deshalb auch, sich zu entspannen. Das kann durch körperliche Bewegung geschehen. Joggen, Laufen, Radfahren, Schwimmen, Spazierengehen – alle Arten von sportlicher Betätigung führen zu körperlicher Entspannung.

[6] Ernst Bloch: Das Prinzip Hoffnung, Band 1, Frankfurt/Main 1959, 162

Hierher gehören aber auch die Entspannungsmethoden, die über den Atem, über meditative Techniken oder Autogenes Training zu körperlicher und psychischer Entspannung führen und einen Angstabbau bewirken. Ruhe und Gelassenheit sind Gegenspieler der Angst. Wo Gelassenheit herrscht, dort hat die Angst keine Chance.

Ein Weg zu produktivem Umgang mit der Angst kann aber auch über die Frage führen: Was will die Angst von mir? Wer sich diese Frage ernsthaft stellt, läßt sich von seiner Angst nicht länger einengen, sondern er begreift sie als als Herausforderung: Will die Angst, daß ich in meinem Selbstwertgefühl hinzugewinne? Will sie mir sagen, daß ich mehr wagen, mehr Risiken eingehen soll? Oder anders gefragt: Was verliere ich, wenn ich meiner Angst nachgebe? Welcher Entwicklungsschritt in meinem Leben steckt hinter meiner Angst? Damit wir diese Fragen stellen können, müssen wir zunächst einmal unsere Angst wahrnehmen können. „Die Angst muß einen Namen haben", sagt Verena Kast.[7] So gesehen ist die Angst ein wichtiger Anreiz zur Entfaltung unserer Persönlichkeit.

Nur: Wie gebe ich meiner Angst einen Namen? Darin liegt das Problem. Die Ängste, die mir am meisten zu schaffen machen, kann ich nicht benennen, weil sie mir nicht bewußt sind. Das Unbewußte kennt sie wohl. Aber es ist nicht ohne weiteres bereit, sein Wissen preiszugeben, denn dieses Wissen ist tief in unserem Inneren gespeichert. Mit unserem Bewußtsein können wir es nur in den allerseltensten Fällen erreichen. Vielleicht hätte uns dieses Wissen früher einmal, in unserer Kindheit, so stark erschreckt, daß wir es in den Keller unseres Unbewußten einsperren mußten. Doch das Unbewußte ist kein Dauerlagerplatz für unerledigte Konflikte. Sie melden sich wieder – oft als unbenennbar umherirrende Angst. Sie wollen erlöst und benannt werden.

Nachts, in unseren Träumen, kommen unsere Ängste oft am deutlichsten zum Vorschein. In ihnen spüren wir, daß sich etwas uns mitteilen will. Tagsüber sind wir meist viel zu

[7] Verena Kast: Vom Sinn der Angst, Wie Ängste sich festsetzen und wie sie sich verwandeln lassen, Freiburg, Basel, Wien 1996, 57

sehr mit dem Beherrschen unserer Außenwelt beschäftigt, als daß wir die leise Stimme unseres Unbewußten hören und verstehen würden.

Selbst in unseren Träumen teilt sich die Botschaft aus unserem Unbewußten verschlüsselt mit. Aber wir können diese Botschaft entschlüsseln, unserer Angst auf diese Weise begegnen, ihr einen Namen geben und – das ist das Wichtigste – sie zum Positiven verändern. Damit erhalten wir eine wertvolle Chance, auch unser Alltagsleben zum Positiven hin zu verändern. Um die Frage, *wie* wir diesen Weg gehen können, soll es in den folgenden Teilen dieses Buches gehen.

Teil 2
Angst in unseren Träumen

Angstträume entlasten uns

Wer mitten in der Nacht aus einem Angsttraum heraus erwacht, fühlt sich meist alles andere als entlastet. Eher spüren wir Panik, Entsetzen, sind aufgeregt, in Schweiß gebadet, erschöpft, unser Herz klopft wie wild geworden. Aber Entlastung? – Fehlanzeige.

Und dennoch stimmt die Behauptung von der psychisch entlastenden Wirkung der Angstträume. Unser Traumsystem reguliert sich selbst, wie viele andere Systeme in unserem Körper auch. Es ist ständig bemüht, in unserem Inneren eine Art Gleichgewicht herzustellen. Unsere Träume fügen laufend neue Informationen in das bestehende System der in uns vorhandenen Erfahrungen ein. Auf diese Weise bleibt die innere psychische Harmonie erhalten. Für uns besteht so nicht die Notwendigkeit, unser Bild, das wir von uns selbst haben, ständig aufs neue grundlegend zu verändern.

Wenn unser Leben gerade in ruhigen Bahnen verläuft, dann haben unsere Träume nicht viel zu tun, um das Bild von unserem gegenwärtigen Selbst in einem stabilen Zustand zu halten. In solchen Zeiten erinnern wir uns bezeichnenderweise auch kaum an unsere Träume. Wir vergessen sie, weil sie uns nichts Wichtiges mitzuteilen haben.

Aber dann gibt es im Leben eines jeden Menschen immer wieder Krisenzeiten, die von äußerer oder innerer Unruhe bestimmt sind. Veränderungen liegen in der Luft, die uns Angst bereiten. Es ist, als ob wir auf einer Eisscholle stehen, uns gerade einigermaßen sicher darauf fühlen, und nun auf die nächste vorbeischwimmende Scholle springen sollen. Solche Veränderungen lösen verständlicherweise Ängste in uns aus.

Doch Leben ist Veränderung. „Stirb und werde" lautet der große Grundsatz allen Lebens. Wir können niemals stehenbleiben.

Hermann Hesse hat Leben als ein fortgesetztes Sichverändern in einem seiner gelungensten Gedichte mit Stufen verglichen, auf denen es kein Stehenbleiben gibt:

Stufen

Wie jede Blüte welkt und jede Jugend
Dem Alter weicht, blüht jede Lebensstufe,
Blüht jede Weisheit auch und jede Tugend
Zu ihrer Zeit und darf nicht ewig dauern.
Es muß das Herz bei jedem Lebensrufe
Bereit zum Abschied sein und Neubeginne,
Um sich in Tapferkeit und ohne Trauern
In andere, neue Bindungen zu geben.
Und jedem Anfang wohnt ein Zauber inne,
Der uns beschützt und der uns hilft, zu leben.

Wir sollen heiter Raum um Raum durchschreiten,
An keinem wie an einer Heimat hängen,
Der Weltgeist will nicht fesseln uns und engen,
Er will uns Stuf' um Stufe heben, weiten.
Kaum sind wir heimisch einem Lebenskreise
Und traulich eingewohnt, so droht Erschlaffen.
Nur wer bereit zu Aufbruch ist und Reise,
Mag lähmender Gewöhnung sich entraffen.

Es wird vielleicht auch noch die Todesstunde
Uns neuen Räumen jung entgegen senden,
Des Lebens Ruf an uns wird niemals enden ...
Wohlan denn, Herz, nimm Abschied und gesunde!

Sicher ist es kein Zufall, daß dieses Gedicht vom Abschiednehmen in einer Zeit entstand, in der sich der Dichter Hesse bei dem Psychoanalytiker C. G. Jung in Therapie befand.

In Krisenzeiten, wenn wir verstärkt unter Streß stehen oder unvorbereitet in eine neue Rolle hineingestoßen werden, kommt Bewegung in unsere Träume, meist auch Dramatik. Unsere Träume wollen uns bei der Veränderung unserer Lebensumstände helfen, die anstehenden Probleme zu lösen und unser Selbstwertgefühl aufrechtzuerhalten. Denn gerade jetzt brauchen wir ein gutes Selbstbild, um die Erschütterungen in unserem Leben auffangen zu können.

Wenn uns Angstträume sagen, daß in unserem Leben nicht alles in Ordnung ist, so lohnt es sich, diese Träume nicht einfach als lästig abzuschütteln. Sie sind ein Notsignal, eine Botschaft unseres schlafenden an unseren wachen Geist. Träume dienen als emotionaler Thermostat, sagt der Psychiater Milton Kramer. Und seine Untersuchungen belegen, wie stark die geistige Verfassung, die wir in unseren Träumen erleben, unsere Haltung und unser Verhalten am nächsten Tag bestimmen. Wenn wir aus einem schlechten Traum aufwachen, sind wir entmutigter als zuvor beim Einschlafen. Und nach einem guten Traum fühlen wir uns optimistischer.[8]

Ein schlechter Traum ist wie erhöhte Temperatur. Er ist ein Symptom, das uns anzeigt, wenn etwas in uns nicht in Ordnung ist. Es wäre unklug, dieses Signal nicht zu beachten.

Manchmal, besonders wenn wir in einer Krise stecken, kann die Botschaft unserer Träume zu schmerzlich für uns sein. Wir können sie dann – jedenfalls zunächst – nicht akzeptieren. Wir erkennen vielleicht zu diesem Zeitpunkt keine Möglichkeit, unser inneres Bild von uns selbst anders zu sehen oder in unserem Leben notwendige Veränderungen vorzunehmen. In solchen Fällen melden sich unsere Träume immer wieder, mit den gleichen Bildern oder mit anderen, bis wir endlich irgendwann ihre Botschaft verstehen und danach handeln.

Ein 40–45jähriger Mann träumte in einer Krisensituation wiederholt, er sei mit seinem Wagen in eine Sackgasse gefahren, wo er nicht wenden konnte. Er träumte auch, daß er die Fahrtrichtung seines Wagens ändern wollte und deshalb von der Straße in einen Feldweg einbog, um zu wenden. Dabei blieb er im morastigen Boden stecken. Diese Träume kehrten

---

[8] Milton Kramer u. a.: The mood-regulating function of sleep, in: Sleep, W. P. Koella und P. Levin (Hrsg.), Basel 1973, 563 ff.

in regelmäßigen Abständen solange wieder, bis der Träumende begriff, daß er einige grundsätzliche Dinge an seiner beruflichen Arbeit und an seinem Privatleben verändern mußte. So schwer ihm das fiel, er wechselte seine Arbeitsstelle und trennte sich vorübergehend von seiner Frau, um die Beziehung erst einmal in Ruhe wieder in Ordnung bringen zu können.

Ein anderes Beispiel:

Eine Frau, alleinerziehende Mutter von zwei Kindern, träumte immer wieder von jungen Tieren, die durch Unfälle schwer verletzt wurden. Mal war es ein junges Reh, das sie schwer verwundet am Straßenrand fand, ein anderes Mal ein Hund oder ein großer Vogel. Mitunter fand sie die Tiere in ihren Angstträumen auch tot oder sterbend vor.

Die Frau selbst hatte ihren Vater durch einen tödlichen Unfall verloren, als sie zwei Jahre alt war. Er war unter einen Lastwagen geraten. Zwar konnte sie sich bewußt nicht mehr an diese Situation erinnern. Aber ihr Unbewußtes wird sie gespeichert haben. Auch wird sie durch ihre Mutter immer wieder schmerzlich daran erinnert worden sein. Bei der Erziehung ihrer Kinder fällt es ihr ausgesprochen schwer, ihre Kinder loszulassen, ihnen selbständige Entscheidungen in ihren persönlichen Angelegenheiten zuzutrauen, ihren Kindern den für ihre Entwicklung notwendigen Freiraum zu geben. Hieraus entstehen Spannungen und Konflikte, die sie aufzuarbeiten beginnt.

In dieser Zeit berichtet sie folgenden Traum:

Es ist völlig dunkel um mich. Ich sitze auf einem Schlitten, hinter mir mein Sohn. Wir fahren mit dem Schlitten auf einer verkehrsreichen Straße. Autos überholen uns in rasendem Tempo. Mir ist in dieser Situation sehr unheimlich zumute. Ich habe Angst, uns könnte ein Unfall geschehen. Plötzlich bemerke ich, daß mein Sohn leblos hinter mir auf dem Schlitten liegt. Ich habe das Gefühl, er ist tödlich verletzt.

Im Zustand tiefer Entspannung stellt sich die Frau diese Traumszene noch einmal vor und läßt die Bilder in einer Art

Wachtraum sich selbst entwickeln. Sie sieht, wie sie wieder mit ihrem Sohn zusammen auf dem Schlitten auf der verkehrsreichen Straße fährt. Es geht bergauf, und der Motor des Schlittens scheint etwas zu schwach zu sein, um sie beide zu ziehen. Schließlich erreichen sie aber die Berghöhe. Bergab geht die Fahrt etwas leichter. Die Frau prüft, ob der Schlitten hinten eine Beleuchtung hat und ist beruhigter, als sie feststellt, daß die Schlußleuchten einwandfrei funktionieren. Die Fahrt erscheint ihr jetzt weit weniger gefährlich. Schließlich biegt sie von der Hauptstraße in einen ruhigeren Seitenweg ab. Die Umgebung wird jetzt heller als zu Beginn des Traums. Die Träumende kann sich besser orientieren. Schließlich erreicht sie eine Bauernhof-Gaststätte. Dort unterbricht sie die Fahrt und nimmt zusammen mit ihrem Sohn erst einmal in aller Ruhe eine Mahlzeit ein. Die Wirtin erklärt ihr anhand einer Landkarte, wie sie ungefährdet abseits der Landstraße nach Hause zurückfahren kann. Jetzt genießt sie die Rückfahrt durch die winterliche Landschaft und kommt wohlbehalten wieder bei ihrer Wohnung an.

Der Angsttraum beginnt sich in dem Augenblick zum Positiven zu wenden, als die Träumende nicht mehr panisch reagiert, sondern sich umsichtig um eine Lösung des anstehenden Problems kümmert. Bereits als sie sich davon überzeugt, daß ihr Schlitten über funktionfähige Rückleuten verfügt, wird die für sie zuvor dunkle und undurchsichtige Situation überschaubarer. Die Träumende ist nicht länger das hilflose Opfer ihrer Situation, sondern sie ergreift die Initiative, sie gestaltet das Geschehen mutig. Sie bestimmt jetzt die Richtung ihres Weges, indem sie in einen ruhigen Seitenweg abbiegt. Sie legt eine Ruhepause ein und gewinnt bei dieser Gelegenheit in der Wirtin der Bauernhof-Gastwirtschaft eine wertvolle Helferin, die ihr – ähnlich wie das durch Helfer in in den alten Volksmärchen oft geschieht – den Weg zeigt. Jetzt ist sie imstande, dieses Stück ihrer Lebensreise in Ruhe zu genießen, sich zu stärken, sich an dem Zusammensein mit ihrem Sohn und an der Schönheit der Landschaft zu freuen. Von der Panik der ursprünglichen Situation in ihrem Nachttraum ist nichts mehr übriggeblieben. Ein allererster Anfang, aus der ihr Leben beherrschenden Angstsituation herauszukommen, ist geschafft. Gelingt es im Traum, die Angstsituation zum Positiven zu wenden, so überträgt sich diese „Traumlösung" erfahrungsgemäß recht bald auf die Situation im realen Leben und läßt auch dort ein angstfreieres Handeln zu.

Sogyal Rinpoche hat in seinem tibetanischen Buch vom Leben und vom Sterben[9] ein Mini-Drama in fünf winzig kleinen Akten geschrieben. Darin beschreibt er in einem Bild, wie Menschen auf ihrem Lebensweg immer wieder in die gleichen Fehler verfallen und wie sie aus diesem Teufelskreis herausfinden können:

Die Grube im Gehsteig

1. Kapitel

Ich gehe die Straße entlang.
Im Gehsteig gähnt eine tiefe Grube.
Ich stürze hinein,
fühle mich verloren. Hoffnungslos!
Mein Fehler ist das nicht!
Es dauert eine Ewigkeit,
bis ich den Ausweg
aus der Grube gefunden habe.

2. Kapitel

Ich gehe dieselbe Straße entlang.
Im Gehsteig eine tiefe Grube.
Ich tue so, als würde ich sie nicht sehen
und stürze neuerlich hinein.
Kaum zu glauben: schon wieder
bin ich in derselben Lage.
Mein Fehler ist das nicht!
Es dauert einige Zeit, bis ich den Ausweg
gefunden habe.

---

[9] Sogyal Rinpoche: Das tibetanische Buch vom Leben und vom Sterben, 17. Auflage, München 1996, 50f.

3. Kapitel

Ich gehe dieselbe Straße entlang.
Im Gehsteig eine tiefe Grube.
Ich sehe sie
und stürze trotzdem hinein –
einfach, weil ich es so gewohnt bin.
Meine Augen sind offen,
ich weiß, wo ich gehe.
Es ist allein mein Fehler!
Im nächsten Augenblick schon bin ich
hinausgeklettert.

4. Kapitel

Ich gehe dieselbe Straße entlang.
Im Gehsteig eine tiefe Grube.
Ich mache einen Bogen um die Grube.

5. Kapitel

Ich folge einer anderen Straße.

Was hat dieses Minidrama mit Träumen zu tun? – Ganz einfach: Unsere Angstträume sind Warnlampen. Überall, rund um die Grube herum, sind sie aufgestellt, damit wir nicht immer wieder in das gleiche Loch hineinfallen. Wenn wir auf die Signale unserer Angstträume achten, kann es uns gelingen, den schmerzhaften Weg der sich wiederholenden Irrtümer in unserem Leben entscheidend zu verkürzen.

Die Bildersprache der Träume verstehen

Unsere Träume haben eine besondere Eigenart: Sie sprechen in Bildern. Und die Bilder, die sie uns zeigen, drücken in verschlüsselter Form unsere Gefühle aus. Die Welt unserer Emotionen aber ist uns modernen Menschen meist nicht sehr vertraut. Deshalb fällt uns der Umgang mit unseren Träumen oft schwer.

Der Mensch unserer Zeit hat viel von der Sprache seiner Gefühle vergessen, solange er wach ist. Im Schlaf, in seinen Träumen aber spricht er diese Sprache noch. Es ist die gleiche Sprache, die die Völker seit Jahrtausenden in ihren Mythen und Märchen sprechen. Nur haben wir in unserer abendländischen Kultur verlernt, sie zu verstehen, seit wir uns voll und ganz und einseitig dem rationalen technisch-naturwissenschaftlichen Denken verschrieben haben. Darin hat die Sprache unserer Gefühle wenig Platz.

Doch wir zahlen einen hohen Preis für all unseren technischen Fortschritt – so hoch, daß er uns selbst unheimlich zu werden beginnt. Wir zahlen durch eine Verkümmerung und Verarmung unserer Gefühlswerte. Sie führt dazu, daß immer mehr Menschen in den westlichen Industrienationen an ihrer nur scheinbar selbst gewählten Lebensform scheitern, in der nur ihr Funktionieren gefragt ist und sonst nichts.

Für die Menschen früherer Zeiten in den großen Kulturen des Ostens wie des Westens gab es solche Probleme nicht. Sie lebten trotz aller Bedrohung durch Hunger, Not, Kriege und Krankheiten weit stärker in Einklang mit sich selbst. Für sie gehörten ihre Mythen und Träume zu den wichtigsten menschlichen Ausdrucksformen. Mit ihrer Botschaft setzten sie sich entsprechend intensiv auseinander.

„Die Mythen und Märchen sind die Träume der Völker", hat C. G. Jung gesagt. Wenn wir beginnen würden, uns mit ihnen wieder lebendiger auseinanderzusetzen, wäre viel gegen die mörderische Kälte unserer Zeit getan. Versuchen wir, die Sprache unserer Träume wieder zu verstehen, so erhalten wir Zugang zu den Schichten unserer Persönlichkeit, die im Begriff sind, kollektiv verschüttet zu werden. Die Symbolsprache unserer Träume ist die wichtigste Fremdsprache, die jeder von uns lernen sollte. Wenn wir sie nicht verstehen, verlieren wir den Kontakt zu einem großen Teil von dem, was wir in all den Stunden wissen und sagen, in denen wir nicht unentwegt damit beschäftigt sind, die Außenwelt zu beherrschen – so der Psychoanalytiker und Philosoph Erich Fromm.

Unsere Träume sprechen in Symbolen, das heißt: Die Bilder, die wir in unseren Träumen sehen, stehen stellvertretend für etwas anderes, das sie uns mitteilen wollen. Viele Traumsymbole haben archaischen Charakter. Ihre Bedeutung in der Traumsprache ist bei fast allen Menschen gleich, selbst wenn sie unterschiedlichen Kulturkreisen angehören. Der Grund: Die Wurzeln dieser Traumsymbole reichen tief in das Kollektive Unbewußte der Menschen hinein. Und ihren Sinn übernehmen die Menschen in ihren Träumen – über alle Grenzen der Völker, der Zeiten und Kulturen hinweg. Doch es gibt auch persönliche Traumsymbole. Sie unterscheiden sich in ihrer Bedeutung je nachdem, welche konkreten Vorstellungen der oder die Träumende mit ihnen verbindet. Ihren Sinn in der Traumsprache können Sie am besten erfahren, wenn Sie sich fragen: Was bedeutet dieses Symbol in meinem Leben für mich ganz konkret? Und meist gibt der Handlungszusammenhang, in dem dieses Symbol im Traum vorkommt, zusätzlich Aufschluß über seine Bedeutung.

Schauen wir uns einfach einmal ein paar der typischen archaischen Traumsymbole an. So läßt sich bald schon mehr Sicherheit im Umgang mit der Sprache unserer Träume gewinnen.

Der Baum als Traumsymbol

Der Baum hatte seit jeher im Leben der Völker eine tief mit ihrem Schicksal verbundene Bedeutung. Den Weltenbaum brachten sie in engen Bezug zu ihren Göttern. Über viele Jahrtausende verstanden die Menschen bestimmte Bäume als besonders wichtig für ihr Leben und für ihr Schicksal. Sie sahen in ihnen symbolhaft die Gesetzmäßigkeit des Wachsens, Blühens, Reifens und Vergehens.

„Ein Baum ist ein Abbild des Lebens", sagten die nordamerikanischen Indianer, um auf diese Weise die enge Verbundenheit des Menschen mit der Welt der Bäume auszudrücken. Der Baum wächst, er kann krank werden, aber auch sich selbst heilen. Wenn er erschöpft ist, stirbt er.

Der Baum spiegelt in verblüffender Weise das menschliche Leben wider. Er setzt sich mit ungünstigen Bedingungen auseinander, trotzt ihnen, paßt sich ihnen an. Er verändert sich und bleibt doch der gleiche. Bäume geben den Menschen Trost, Schatten, Schutz. Wir spüren gewaltige Ruhe und Kraft in ihnen, wenn wir uns ihnen öffnen.

C. G. Jung hat einmal in einem sehr eindrucksvollen Bild den seelischen Wachstumsprozeß des Menschen, wie er vom Unbewußten gesteuert wird, mit dem Bild eines Baumes verglichen. Dieser Baum wächst langsam. Doch der Prozeß seiner individuellen Entwicklung folgt einem ganz persönlichen Muster:

„Man könnte es sich etwa so vorstellen: In jeder Bergföhre ist das Bild eben der Bergföhre mit allen ihren Möglichkeiten gleichsam schon im Samen angelegt, aber jeder wirkliche Föhrensamen fällt zu bestimmter Zeit an einen bestimmten Ort, und da sind viele spezielle Umstände vorhanden, wie Erdbeschaffenheit, Steine, Neigung und Windlage des Hanges und Zeit der Sonnenbestrahlung. Das ganzheitliche Wesen der Föhre reagiert auf diese Umstände zum Beispiel durch krummes Wachstum, Ausweichen vom Stein, Hinneigen zur Sonne, und so kommt dann jene einmalige, nicht wiederholbare einzelne Föhre allmählich zustande, welche die einzige wirkliche ist, denn die ‚Föhre an sich' ist ja nur eine Möglichkeit oder eine Idee."[10]

Dieses Wachstum eines jeden Menschen ist etwas Einmaliges: Verwirklichen des Lebensplanes, Selbstentfaltung, Reifung, Individuation, Erfüllen des göttlichen Willens – oder wie immer wir diese Entwicklung nennen wollen.

Der Baum ist ein archetypisches Symbol für unser Leben. Begriffe wie ‚Lebensbaum' oder ‚Stammbaum' bringen diesen persönlichen Bezug deutlich zum Ausdruck. In der Traumsprache deutet der Baum meist auf die persönliche Entwicklung und das persönliche Wachstum des oder der Träumenden hin. Er gibt aber auch Hinweise auf persönliche Charaktereigenschaften. Entscheidend für die Traumaussage ist oft, was für einem Baum wir im Traum begegnen. Eine biegsame Birke verkörpert eher die schlanke Biegsamkeit junger Mädchen oder Frauen. Dagegen steht eine Eiche im allgemeinen als Bild für Kraft, Verlässlichkeit, Alter, Weisheit, manchmal aber auch für Starre.

---

[10] Marie-Louise von Franz, Der Individuationsprozeß, in: C. G. Jung (u. a.), Der Mensch und seine Symbole, Olten 1968, 161

Der Baum als Traumsymbol kann auch auf die Familiensituation hinweisen, auf die Rolle, welche die Träumenden innerhalb der Generationenfolge ihrer Familie spielen. Meist läßt sich der Sinn aus dem Handlungszusammenhang näher bestimmen, in dem der Baum im Traum vorkommt.

Immer lohnt es sich, auf Einzelheiten zu achten, etwa: Trägt der Baum Früchte? Blüht er? Wie ist der Zustand von Wurzel, Stamm und Krone? Sind die Äste verdorrt oder abgebrochen? Solche Merkmale geben im allgemeinen wichtige zusätzliche Informationen für die Deutung des Traums.

Wasser als Traumsymbol

Jedes archaische Traumsymbol ist ein Gefäß für psychische Energie. Es gibt Symbole darunter, die den energetischen Charakter selbst betonen. Zu den bedeutendsten unter ihnen gehört das Wasser als Traumbild.

In der Tat: Wasser ist ja in der Realität als lebenserhaltendendes Element von größter Bedeutung für uns Menschen wie für die Schöpfung überhaupt. Alles Leben stammt aus dem Wasser. In der Zeit vor unserer Geburt wiederholen wir diesen Entstehungsprozeß aus dem Wasser im Mutterleib. Der Mensch kann zwar etliche Wochen ohne Nahrung leben. Doch ohne Wasser zu trinken, sterben wir innerhalb weniger Tage. Wasser, der Brunnen, ist Quelle und Ursprung allen Lebens. Er regt selbst große Dichter der Moderne wie Paul Celan zu staunendem Fast-Verstummen an:[11]

Erzähl uns von Brunnen, von
Zähl und erzähl.
Wasser: welch
ein Wort

Für die Menschen früherer Zeiten waren Brunnen von existentieller Bedeutung. Sie rechtzeitig auf der Reise aufzufinden, konnte über Leben und Tod entscheiden. Ansiedlungen, Reisewege, die Bewirtschaftung der Ländereien, das alles hing vom Vorhandensein eines Brunnens ab.

---

[11] Paul Celan: Sprachgitter, Frankfurt a. M. 1959

Wasser als lebenserhaltendes Element hat eine so überragende Bedeutung, daß sich allein schon daraus seine kultische Funktion bei fast allen Völkern erklären läßt. Die Sitte, Menschen aus rituellen Gründen im Wasser unterzutauchen, findet sich seit Jahrtausenden in vielen großen Religionen. Dabei ging es in der christlichen Taufe der uns vertrauten Form vor allem darum, die Menschen von ihrer Schuld zu reinigen. Ursprünglich aber stand die Begegnung mit dem Leben selbst, mit dem Göttlichen im Vordergrund.

Bei den Kelten galten Quellen als heilige Orte, jedenfalls wenn sie von der Sonne, dieser machtvollen Lebensspenderin, beschienen waren.

Brunnen sind in den alten Volksmärchen Orte, durch die man den Zugang zum Unbewußten und zu tiefer Erkenntnis erlangen kann. Der Weg zu Frau Holle führt zum Beispiel durch einen Brunnen.

Wasser ist Lebenswasser, ist psychische Energie in ihrer Urform. Das Gipfelerlebnis der Erleuchtung, Satori oder Samadhi, das Verschmelzen mit der kosmischen Kraft, wird in vielen östlichen Kulturen, ebenso aber bei den christlichen Mystikern von Theresa von Avila bis hin zu Meister Eckehart, immer wieder in Zusammenhang mit dem Wasser erlebt und berichtet – selbst in der Lyrik unserer Zeit:[12]

Veränderung

Ich sitze
am Meer
und schau
auf die Welle
die kommt
und geht
und auf die nächste
die kommt
und geht
und auf die nächste

---

12 Günter Harnisch: Fledermausohren – Fledermausangst, Gedichte, Lippstadt 1995, 33

die kommt
und geht

Und irgendwann
bin ich es nicht mehr,
der am Ufer sitzt
und auf die Welle schaut,
die kommt und geht
und kommt und geht

Ich bin
die Welle
das Wasser
der Ozean
und alles
und nichts

Dieses Verschmelzen mit der kosmischen Energie setzt zugleich viel irdische Lebenskraft und Bewußtheit frei. Es ist ein Geschenk, das uns manchmal mitten im Leben widerfährt, uns gewöhnlichen Menschen, beim Erleben der Natur zum Beispiel, oder bei intensiver Begegnung mit Musik, der Kunst, der Liebe. Mit Religion muß es nicht unbedingt viel zu tun haben, oder jedenfalls eher mit Religion in weiterem Sinne.

Wen wundert es, daß das Wasser als Traumsymbol überwiegend eine sehr positive Bedeutung hat, weil es Verbindung schafft zu unserer psychischen Energie. In den Wassersymbolen unserer Träume kommt seine Bedeutung als Lebensspender und Lebenserhalter am stärksten zum Ausdruck.

Doch das Wasser als Symbol des Unbewußten ist mitunter, wie das wirkliche Wasser, auch ein ausgesprochen gefährliches Element, wenn es seine Grenzen überschreitet, wenn das Gleichgewicht der Elemente gestört ist. Der oder die Träumende steht dann in Gefahr, vom Unbewußten überschwemmt zu werden. Solch eine Überschwemmung kann sich weit ausbreiten. Sie kann unsere ganze Seelenlandschaft überfluten. Wo immer unsere Emotionen zu mächtig sind, zeigt das Traumbild der Überschwemmung ihre Maßlosigkeit und ihre Gefährlichkeit. Überschwemmungsträume sind Gefahrenträume. Sie wollen uns warnen.

Alpträume – Panikträume

Der Unterschied zwischen Alpträumen und gewöhnlichen Angstträumen ist kein so grundsätzlicher. Unangenehm sind beide. Nur: Die Alpträume sind es, die uns schweißgebadet, mit Herzklopfen und Panikgefühlen aus dem Schlaf schrecken lassen. Dabei ist das Schlimmste an ihnen vielleicht noch nicht einmal ihr Horrorinhalt. Weit schlimmer ist meist die Angst vor dem Traum, die Alpträume in uns hinterlassen, wenn sie öfters wiederkehren. Hinter ihnen steht die Angst vor der Angst. Sie kann uns hindern anzuschauen, welche Botschaft sich in unseren Alpträumen verbirgt. Doch Hinschauen ist die einzige Lösung. Angstbilder wollen mit allen Sinnen wahrgenommen werden. Das bedeutet: Wir müssen sie möglichst konkret sehen, hören, riechen, anfassen, sie weiterfantasieren, über sie nachdenken natürlich auch – und sprechen, sprechen, damit sich die massiven Ängste auflösen, die sich hinter den Alpträumen verstecken.

Unter den Erwachsenen gibt es zwei Typen, die unter wiederkehrenden Alpträumen leiden: Die einen werden zeit ihres Lebens, solange sie zurückdenken können, immer wieder von Alpträumen geplagt. Die anderen entwickeln erst nach einer Krise immer wieder Panikträume. Was beide verbindet, ist die Hilflosigkeit gegenüber einem Problem in ihrem Leben. Bei den einen fingen massive Angriffe auf die persönliche Unversehrtheit sehr früh in der Kindheit an. Sie verhinderten die Entwicklung eines gesunden Selbstwertgefühls. Bei den anderen war es ein massiver Schicksalsschlag, der zu schweren Einbrüchen in das Selbstvertrauen führte.[13] In beiden Fällen enthalten die wiederkehrenden Alpträume den Versuch, das beschädigte Selbstvertrauen ins Gleichgewicht zu bringen.

Im Erwachsenenalter sind es meist bestimmte Krisen, die verstärkt zum Auftreten von Alpträumen führen. Sehr häufig

[13] Ernest Hartmann: The Nightmare, New York 1984

handelt es sich um Verlustkrisen, in denen wir unser eigenes Leben als bedroht empfinden. Sie können durch den drohenden oder tatsächlich eingetretenen Verlust eines Kindes, des Partners, der Partnerin oder eines anderen nahestehenden Menschen eintreten, aber auch durch den Verlust des Arbeitsplatzes, der Wohnung, des Besitzes, von Dingen, die für uns entscheidend wichtig sind. Solche Verluste wecken, wenn wir erwachsen sind, alte Ängste aus unserer Kindheit.

Die amerikanische Traumforscherin Rosalind Cartwright verlor ihre erwachsene Tochter durch einen Autounfall und geriet aufgrund dieses Verlusts in eine tiefe persönliche Krise. Sie beschreibt ihre verzweifelte Situation, die sich in ihren Träumen widerspiegelte:[14]

Der Verlust eines Kindes stellt eine noch größere Katastrophe und vielleicht sogar ein Ereignis dar, von dem man sich nie ganz erholt. Therapeuten, die mit Gruppen von Eltern arbeiten, die ein Kind verloren haben, berichten oft, daß neu hinzugekommene Mitglieder die anderen fragen: „Wie lange werden wir noch so leiden?" Und irgend jemand in der Gruppe gibt dann die Antwort, die fast immer die gleiche ist: „Es braucht seine Zeit. Mein Kind starb vor zwanzig Jahren, und ich bin immer noch nicht darüber hinweg."

Ich weiß, wie wahr diese Antwort ist. Es ist inzwischen sieben Jahre her, daß meine Tochter Christine beim Überqueren einer schlecht beleuchteten Landstraße von einem zu schnell fahrenden Autofahrer getötet wurde. Sie war 28 und hatte gerade ihren Dr. phil. gemacht. Sie war auf der Stelle tot. Ich wurde durch einen Anruf der Polizei um halb zwei nachts mit dieser Nachricht geweckt. Noch immer befällt mich jedesmal Angst, wenn spät abends das Telefon klingelt.

Am Anfang konnte ich überhaupt nicht von Christine träumen. Nach einigen Wochen fing ich an, von ihr als von einem kleinen Kind zu träumen, das in Schwierigkeiten steckt. Ich hörte sie weinen und rannte zu ihr hin, um sie zu retten. In einem Traum fiel sie in die Toilette, und ich zog sie wieder raus. In einem anderen wurde sie von einem Auto

---

[14] Rosalind Cartwright/Lynne Lamberg: Krisenträume, Hamburg 1996, 107f.

überfahren, aber ihr dicker Schneeanzug schützte sie. Ich hob sie auf und tröstete sie. In jedem Traum wurde sie ein wenig älter.

Einige Monate nach ihrem Tod hatte ich folgenden Traum:

Ich war bei einer großen Tagung und wartete in einer Menschenmenge auf den Aufzug. Da kam Chris auf mich zu, die jetzt erwachsen war.

„Christine!" sagte ich. „Ich bin so glücklich, dich zu sehen. Ich dachte, du wärst tot."

„Das bin ich auch", sagte sie. „Ich bin nur gekommen, um bei dir zu sein, bis du dich an den Gedanken gewöhnt hast."

Das sah ihr so ähnlich, daß der Traum tröstlich für mich war. Ich sah schließlich ein, daß ich sie nicht retten konnte, aber sie konnte auf eine Weise bei mir sein, die mir Frieden gab. Das war der letzte Traum der Trauerperiode. Die Gefahren- und Rettungsträume wandelten sich in Träume, in denen ich das Geschehen akzeptieren und damit leben konnte.

Aus der psychologischen Betreuung von Flugbegleiterinnen, die einen Flugzeugabsturz überlebt haben, weiß man, wie sie in ihren Träumen versuchen, mit der Krisensituation fertig zu werden. Sie träumen immer wieder von Überlebenden, die weinend umherirren, vor allem von Kindern, die allein waren. Manchmal geben ihre Träume nicht den vollen Ernst der Situation zu erkennen. Dann entsteht für die Träumenden der Eindruck, es handle sich um eine Sicherheitsübung, bei der aber irgendetwas schief läuft. Flugbegleiterinnen sind gewohnt, sich für die Sicherheit ihrer Passagiere verantwortlich zu fühlen. Dementsprechend finden sie sich nach einem Flugunfall in einem Teufelskreis wieder. In ihren Träumen, aber ebenso in ihrem wachen Leben, setzen sie sich immer wieder mit ihren Reaktionen in der Unfallsituation auseinander. Endlos kreisen ihre Träume, Gedanken und Fantasien um Fragen wie: War das richtig, was ich getan habe? Hätte ich etwas anderes tun sollen? Wie konnte das passieren? Was wäre gewesen, wenn? – Jede einzelne Anweisung, die sie ihren Passagieren gegeben oder nicht gegeben haben, wiederholen sie immer wieder, bei Tag und bei Nacht. Und immer wieder erleben sie die schreckliche Situation bis in alle Einzelheiten.

Diese Arbeit kann lange Zeit beanspruchen. Sie dient dem Ziel, das innere Gleichgewicht wieder herzustellen. Und irgendwann finden ihre Träume dann wieder zu der Form zurück, die sie vor dem Schockerlebnis hatten.

Alpträume zeigen nicht immer das tatsächliche Ereignis. Aber immer versuchen sie, die emotionale Beschaffenheit des Schocks, den die Träumenden erlitten haben, abzubilden.

Fast jeder, der ein tiefes Schockerlebnis hatte, träumt in den darauffolgenden Tagen und Wochen davon. Der amerikanische Schlafforscher und Psychiater Ernest Hartmann fand mehrere typische Phasen des Verlaufs der Alpträume nach Schockerlebnissen heraus:[15]

Einer seiner Klienten war mit dem Rest seiner Familie aus einem brennenden Haus geflüchtet. In der ersten Phase seiner Traumreaktionen träumte er wochenlang fast jede Nacht von Feuer und Qualm. Er empfand dabei das Entsetzen, das er tatsächlich in der Situation selbst und unmittelbar danach erlebt hatte. Nach dieser Phase bezogen seine Träume andere Bilder mit ein, in denen er erlebte, wie er zusammen mit den übrigen Mitgliedern seiner Familie sich das brennende Haus ansah. Er begann, erkennbar Abstand zur Situation zu gewinnen. Wochen oder Monate später können sich diese Träume dann immer mehr erweitern, indem sie noch andere Häuser einbeziehen, in denen der oder die Träumende einmal gelebt hat. Ganz allmählich finden die Träume, wenn die Verarbeitung gelingt, dann zu der Form zurück, die sie vor dem Schockerlebnis hatten. Das kann bedeuten: Sie verschwinden nach und nach ganz oder nehmen eine so harmlose Form an, daß sie sich nicht mehr als Alpträume bezeichnen lassen.

Gelingt die Verarbeitung eines tiefen Schockerlebnisses nicht, so treten die Alpträume immer wieder auf, selbst über viele Jahrzehnte, meist mit unveränderten Inhalten. Auch in Schlafstörungen, in tagsüber wiederkehrenden Rückblenden, in emotionaler Starre und in vielen anderen Symptomen kann sich eine Schockblockierung äußern.

Je jünger wir sind, wenn wir eine Schockerfahrung erleiden, um so geringer sind unsere Möglichkeiten, sie zu verar-

[15] Ernest Hartmann: The Nightmare, New York 1984

beiten. Je weniger wir über erfolgreiche Strategien zur Bewältigung lebensbedrohender Krisen verfügen, um so größer ist die Wahrscheinlichkeit, daß es zu blockierenden Streßstörungen kommt. Kleinkinder haben verständlicherweise ein noch geringes Erfahrungsrepertoire in der Bewältigung von Schockkrisen. Dementsprechend können sie Krisen sehr viel schlechter einorden als ältere Kinder oder Erwachsene. Wenn zum Beispiel die nahrungsspendende Mutter wegbleibt, weiß ein Säugling ja nicht, ob sie je wiederkommen wird. Dementsprechend kann er seine Mangelsituation schnell als lebensbedrohlich erleben.

Im Alter zwischen drei und acht Jahren schrecken fünf bis zehn Prozent aller Kinder einmal pro Woche auf Grund von Angstträumen aus dem Schlaf auf. Die Häufigkeit nimmt mit dem Heranwachsen jedoch allmählich ab. Nach einer Untersuchung der Universität Arizona leiden Studentinnen und Studenten noch etwa zweimal im Monat unter Katastrophenträumen, aus denen sie angsterfüllt aufwachen.[16] Bei Erwachsenen kommen Alpträume, welche die Träumenden aus dem Schlaf aufschrecken lassen, durchschnittlich nur noch etwa einmal pro Jahr vor. Die Alpträume nehmen in dem Maße ab, wie wir älter und kompetenter darin werden, mit unserem Leben klarzukommen. Das bedeutet aber nun wieder nicht, daß erwachsene Menschen, die häufig unter Alpträumen leiden, keine geeigneten Bewältigungsstrategien entwickelt haben. Ihr Schock kann noch aus der frühen Kindheit in ihnen festsitzen und ihre Lebensenergie so lange blockieren, bis er aufgelöst wird.

Hilfen bei der Traumdeutung

Auf den ersten Blick mag das Deuten von Träumen etwa so schwer wie das Erlernen einer Fremdsprache erscheinen. Aber in Wirklichkeit erschließt sich die Traumsprache viel schneller und viel leichter. Immerhin ist es ja unsere eigene Sprache, die wir nachts im Schlaf sprechen. Sie kommt aus

[16] Rosalind Cartwright/Lynne Lamberg: Krisenträume, Hamburg 1996, 104

unserem Unbewußten. Sie ist uns entsprechend fremd – und doch vertraut, denn in unseren Träumen geht es fast immer um uns selbst. Einige Traumforscher vertreten die Meinung, alle Personen, die in unseren Träumen vorkommen, seien Anteile unserer eigenen Persönlichkeit. Zwar trifft diese subjektive Traumdeutungstheorie nicht immer zu. Aber bei den meisten Träumen hilft sie uns schon, ihre verschlüsselte Botschaft zu verstehen.

Außerdem gibt es da noch ein paar Grundregeln. Wenn wir sie beachten, erschließen sich unsere Träume meist verhältnismäßig schnell, sobald wir ein wenig Erfahrung im Umgang mit ihnen gewonnen haben.

Ort und Zeit in unseren Träumen

Ort und Zeit können uns wichtige Aufschlüsse über die Bedeutung unserer Träume geben. Findet ein Traum zum Beispiel in unserer Kindheit statt, so drückt sich darin oft der Wunsch aus, in diese Zeit zurückzukehren. Spielt sich der Traum an Ihrem Arbeitsplatz oder bei Ihnen zu Hause ab, so ist damit schon der Rahmen für die Deutung abgesteckt. Das Haus, in dem man wohnt, verkörpert fast immer die Person des oder der Träumenden. Dabei stellt der Keller meist den Gefühlsbereich, das Unbewußte in uns dar. Dagegen geht es bei Träumen vom Dachgeschoß meist um unser „Oberstübchen", also um die intellektuelle Seite in uns.

Träume, die sich in der Küche abspielen, deuten auf unsere Grundbedürfnisse, auf die Versorgung mit der lebenserhaltenden emotionalen Nahrung hin. Träume vom Badezimmer können auf Schuldgefühle hinweisen, von denen sich der oder die Träumende „reinigen" möchte. Toilettenträume enthalten oft den Versuch, sich von unerledigtem Konfliktmaterial zu entlasten.

Welche Rolle spielt der oder die Träumende im Traum?

Es lohnt sich, darauf zu achten, welche Haltung Sie gegenüber den Vorgängen in Ihrem Traum einnehmen. Greifen Sie aktiv in das Geschehen ein? Oder stehen Sie eher unbeteiligt am Rande? Empfinden Sie „positive“ Gefühle in Ihrem Traum oder eher „negative“ wie Angst, Wut, Scham? Fehlt Ihnen vielleicht eins Ihrer Glieder, oder hat Ihr Körper irgendwelche Gebrechen? Sind Sie kleiner oder größer als in Wirklichkeit? Nehmen Sie in Ihrem gegenwärtigen Alter am Traumgeschehen teil? Haben Sie Ihr eigenes Geschlecht? Sind Sie gesund oder krank? Tut Ihnen jemand etwas an? Oder verletzen Sie einen anderen Menschen? Wenn wir ein großer Teil der im Traum auftretenden Gestalten selbst sind, Teile oder Charakterzüge von uns, so sind es manchmal recht unliebsame, in denen wir uns nicht gern selbst erkennen mögen. Aber gerade sie geben uns wichtige Einblicke in unsere Persönlichkeit und in unsere Konflikte. Halten Sie auch alles scheinbar Unwichtige an Requisiten aus Ihren Träumen fest. Die auf den ersten Blick nebensächlichsten Dinge enthalten oft wichtige Botschaften.

Nach dem Erwachen in sich hineinhorchen

Achten Sie auf Ihre Gefühle beim Erwachen aus einem Traum. Sie geben oft wichtige Aufschlüsse. Manchmal erwachen wir mit einem Gefühl der Zuversicht nach einem Traum. Es kann uns signalisieren, daß wir bei der Lösung unserer Probleme und Schwierigkeiten auf dem richtigen Weg sind.

Wachen wir erschreckt aus einem Traum auf, so gibt es auch dafür Gründe. Wir sollten versuchen, sie herauszufinden. Mag sein, wir sind gerade im Begriff, uns in einer wichtigen Angelegenheit falsch zu entscheiden. Oder: Wir vertrauen jemandem, der unser Vertrauen nicht verdient. Achten wir auf unsere Traumsignale, so bleibt uns möglicherweise viel Ärger erspart.

Träumen Sie zum Beispiel von einer Störung in einem bestimmten Teil Ihres Körpers, so empfiehlt es sich, auf dieses Signal zu achten. Sie brauchen sich deswegen nicht als eingebildeter Kranker zu betrachten. Ich habe vor Jahren einmal von einem Haus geträumt, daß plötzlich umfiel. Es kippte einfach auf die Seite, ohne dabei zusammenzustürzen oder sonstwie Schaden zu erleiden. Das Haus blieb erstaunlicherweise vollkommen erhalten. Ich konnte nach dem Erwachen zunächst nichts mit diesem Traum anfangen. Zwei Tage später warf mich eine Grippe um. Da begriff ich, was dieser Traum mir hatte ankündigen wollen.

Wenn Sie träumen, etwas materiell oder persönlich Wertvolles zu verlieren, so besteht Grund, im Wachleben besonders achtsam zu sein. Vielleicht sind Ihrem Bewußtsein Sinneswahrnehmungen entgangen, die das Unterbewußtsein dennoch registriert hat und die es Ihnen jetzt als Warnung übermitteln will. Sprechen Sie über Ihre Ängste und Befürchtungen, die Ihnen Ihr Traum signalisiert, mit jemandem, zu dem Sie Vertrauen haben können, am besten, ehe der Traum im Alltagsstreß in Vergessenheit gerät.

Jedes Traumbild, das Ihnen einmalig, wunderlich oder fremdartig vorkommt, stellt einen neu in Erscheinung getretenen Teil Ihrer Persönlichkeit dar. Aus ihm kann sich ein neues Selbstverständnis entwickeln. Deshalb lohnt es sich immer, über solche Bilder nachzudenken, ihnen in unserem wachen Leben Gestalt zu geben. Wir erfahren auf diesem Wege mehr über uns selbst. Und es ergeben sich oft völlig neue Möglichkeiten, wie wir unsere Persönlichkeit entwickeln können.

Träume bedeuten das, was sie zeigen

Sigmund Freud hat zwar äußerst wichtige Pionierarbeit auf dem Gebiet der Traumforschung geleistet. Aber seine Theorie vom Traum als „Wächter des Schlafes", von der Traumzensur, die beim Träumen in uns stattfindet, damit wir nicht von der „dramatischen Wucht" unserer Träume aufgeweckt werden, – sie gilt heute als überholt. Unsere Traumbilder entstellen und verhüllen nichts. Sie bedeuten das, was sie zeigen, nicht mehr und nicht weniger. Träume sind deshalb so wortwörtlich wie möglich zu deuten. „Ich nehme den Traum als das, was er ist", sagt der bekannte Psychoanalytiker Erich Fromm.[17] „Der Traum ist ein Naturereignis, und es gibt kei-

[17] Erich Fromm: Märchen, Mythen, Träume – Eine Einführung in das Verständnis einer vergessenen Sprache, Reinbek bei Hamburg 1981, 71

nen ersichtlichen Grund zur Annahme, daß er eine schlaue Erfindung sei, bestimmt, uns irrezuführen." Im Traum gibt es kein „Als ob". Unsere Träume sind – von Ausnahmen abgesehen, in denen uns im Traum klar ist, daß wir träumen – reales Erleben.

Ein Traumlexikon als Deutungshilfe

Im Grunde ist jeder Mensch seinen eigenen Träumen selbst am nächsten. Dennoch sind Hilfen beim Deuten unserer Träume sinnvoll. Auf dem Büchermarkt gibt es geeignete Traumlexika (z.B.: *Günter Harnisch: Das große Traumlexikon.* Über 1500 Traumsymbole von A – Z psychologisch gedeutet), in denen die wichtigsten, in unserem Kulturkreis immer wieder in den Träumen vorkommenden Bilder aus allen Lebensbereichen psychologisch gedeutet werden. Am Ende dieses Buches finden Sie ein kleines Symbollexikon, in dem Deutungshilfen für die wichtigsten, in unserem Zusammenhang bedeutsamen Traumsymbole gegeben werden. Im Literaturverzeichnis dieses Buchs finden Sie außerdem entsprechende Hinweise hierzu.

Wenn sie ein an der Tiefenpsychologie orientiertes Traumlexikon als Hilfe beim Entschlüsseln ihrer Träume benutzen, so läßt sich dadurch nicht das eigene Bemühen um die Deutung Ihrer Träume ersetzen. Unsere Traumsprache verwendet nämlich nur zum Teil solche Symbole, denen wir alle gemeinsam die gleiche Bedeutung geben. Manche Traumbilder haben aber eine ganz persönliche Bedeutung. Sie kann bei jedem Menschen anders sein. Abhängig ist sie von dem besonderen Erfahrungs- und Erlebnishintergrund des oder der Träumenden, auch von der Umgebung und von dem Kulturraum, in dem er oder sie aufgewachsen ist. Die Art und Weise, die Welt zu sehen, unterscheidet sich letztlich bei jedem Menschen. Und diese Unterschiede drücken sich eben auch in der Wahl seiner Traumbilder aus.

Ein Beispiel hierzu: Wenn jemand von Regen träumt, so gilt dieses Bild in der Traumsprache allgemein als Ausdruck für Fruchtbarkeit und Wachstum. Entsprechende Deutungshinweise hatte ich auch in meinem Traumlexikon gegeben.

Doch dann stieß ich immer wieder auf Menschen, in deren Träumen Regen offensichtlich als Ausdruck tief depressiver Stimmung und Traurigkeit vorkam. Also ergänzte ich meine Deutungshilfen im Rahmen einer Neuauflage entsprechend. Beide Deutungen können zutreffen. Um die richtige – oder vielleicht noch eine ganz andere – herauszufinden, ist es wichtig, den gesamten Handlungszusammenhang zu beachten, in dem das Bild ‚Regen' im Traum steht.

Träume deuten mit oder ohne Hilfe eines psychologischen Traumlexikons ist wie das Zusammensetzen eines Puzzles: Erst in der richtigen Ordnung zusammengefügt geben die einzelnen Teilstücke ihren vollen Sinn preis – und damit zugleich die Botschaft, welche der Traum für uns bereithält.

Teil 3
Traumarbeit gegen die Angst

Traumerinnerung läßt sich lernen

In unsren Träumen entdecken wir einen ungeahnten Reichtum unseres Wesens. Nur vergessen wir diesen Reichtum wieder, wenn wir zurückkehren in den Tag; im allgemeinen kehren wir zurück in unsere eng begrenzte Persönlichkeit. Doch wenn wir uns im täglichen Bewußtsein daran erinnern, was wir eigentlich sind, dann sind wir es. Und das ist das Geheimnis der Meditation.

(Pir Vilayat Inayat Khan, west-östlicher Weisheitslehrer)

Die wenigsten Menschen erinnern sich am Morgen noch klar und vollständig an die Träume der vergangenen Nacht. Die meisten behalten einen Teil ihrer nächtlichen Bilder im Gedächtnis. Und manche haben nach dem Erwachen alles vergessen.

Zu welcher Gruppe Sie auch gehören, fest steht nur eins: Jeder Mensch träumt in jeder Nacht vier oder fünf Träume. Wir träumen jede Nacht etwa eineinhalb Stunden lang. Umgerechnet auf unsere ganze Lebenszeit ergibt das durchschnittlich vier Jahre, die wir im Traumzustand erleben. Es lohnt sich, dieser Zeit ein wenig Aufmerksamkeit zu widmen.

Das Traumerinnerungsvermögen ist in erster Linie eine Sache der Gewohnheit. Jeder kann es mit verhältnismäßig geringer Mühe lernen. Wichtig ist vor allem unsere persönliche Einstellung zu unseren Träumen. Jeder Traum ist ein wertvolles Geschenk. Schieben wir also keinen einzigen unserer Träume achtlos beiseite, selbst wenn wir zunächst keine verständliche Botschaft in ihm erkennen können oder der Meinung sind, wir hätten ihn ohnehin nur bruchstückhaft im Gedächtnis behalten. Akzeptieren wir unsere Träume einfach so, wie sie sind, ganz gleich ob sie uns fremd, albern, bruchstückhaft oder konfus erscheinen. Immer sind sie Teile von uns selbst, auch wenn sie ihre Botschaft am Anfang manchmal nur zögernd hergeben mögen.

Am besten nehmen Sie sich abends vor dem Einschlafen ganz fest vor, daß Sie sich an Ihre Träume erinnern wollen. Wiederholen Sie für sich diesen Vorsatz immer wieder: Ich will mich an die Träume der Nacht erinnern! Denken Sie am Morgen sofort nach dem Erwachen wieder an diese Suggestion, die Sie sich selbst gegeben haben. Jedesmal, wenn Sie spontan erwachen, wachen Sie aus einem Traum auf.

Günstig ist es, wenn Sie nicht durch einen Wecker geweckt werden, sondern Ihre Schlafenszeit so einrichten, daß Sie von selber erwachen. Denn so wird der natürliche Ablauf einer Traumphase nicht abgebrochen. Jeder Mensch trägt seinen eigenen Wecker in sich selbst. Wenn Sie sich über einen längeren Zeitraum hinweg fest vornehmen, daß Sie zu einer bestimmten Zeit erwachen wollen, so gelingt Ihnen das.

Am besten bleiben Sie nach dem Erwachen zunächst mit geschlossenen Augen liegen. Lassen Sie die Traumbilder noch einmal an sich vorübergleiten. Oft genügt schon das kleinste Bruchstück Ihres letzten Traums, um die ganze Traumserie der ganzen Nacht oder doch wesentliche Teile von ihr ins Gedächtnis zurückzuholen. Bleiben Sie still liegen, und denken Sie jetzt noch nicht an all die Probleme und Vorhaben, die der neue Tag für Sie bereithält.

Schon fünf Minuten nach dem Erwachen erlöschen die meisten Traumeindrücke, wenn wir sie nicht sofort in unserem Gedächtnis festhalten. Nach zehn Minuten sind die Bruchstücke unserer Träume fast oder ganz vollständig verloren gegangen. Die Schlafforscher konnten das schon vor mehreren Jahrzehnten in ihren Schlaflabors überzeugend nachweisen, indem sie Schlafende zu vier verschiedenen Zeiten aufweckten:[18]

[18] Edwin Diamond: Schlafen wissenschaftlich. Wie und wann wir träumen, Reinbek bei Hamburg 1967

1. Mitten in einer Traumphase: Die geweckten Schläfer berichteten von einer sich gerade abspielenden Traumhandlung.
2. Bei einer starken Körperbewegung unmittelbar nach einer Traumphase: Die Versuchspersonen erzählten vollständige, lebhafte und fest umrissene Träume.
3. Erst fünf Minuten nach Beendigung einer Traumphase: Die Schläfer erzählten jetzt nur unklare Bruchstücke von Traumerlebnissen.
4. Zehn Minuten nach einer Traumphase: Die meisten konnten sich überhaupt nicht mehr an ihre Träume erinnern oder hatten nur noch einen ganz schwachen Eindruck von dem Traumgeschehen.

Zwar fallen uns manchmal noch mitten am Tage Bruchstücke aus der Traumserie der vergangenen Nacht ein, ganz plötzlich, oft wie aus heiterem Himmel, weil uns irgend jemand oder irgend etwas an unseren Traum erinnert hat. So kann es zum Beispiel geschehen, daß wir im Schaufenster eines Reisebüros das Bild eines Sonnenstrandes sehen. Bei dieser Gelegenheit erinnern wir uns plötzlich wieder an einen Traum der vergangenen Nacht, in dem wir wunderschön im Meer gebadet und uns dabei sehr wohlgefühlt haben.

Aber das meiste an Traummaterial ist am nächsten Tag unwiederbringlich verloren. Wir können es nicht mehr zurückholen, so sehr wir versuchen, uns zu erinnern.

Selbst wenn Sie mitten in der Nacht aus einem Traum erwachen, vielleicht haben Sie das schon einmal erlebt: Sie erkennen, daß dieser Traum wichtig für Sie war; Sie nehmen sich fest vor, ihn im Gedächtnis zu behalten, am nächsten Tag über ihn nachzudenken, ihn ihrem Partner oder Ihrer Partnerin zu erzählen, ihn aufzuschreiben. Sie lassen den Traum deshalb noch einmal in ihrem Gedächtnis vorüberziehen, ehe Sie wieder einschlafen. Und doch geschieht es: Am nächsten Morgen haben Sie ihn vergessen. Trotz größten Bemühens will es Ihnen nicht mehr gelingen, den Traum in Ihr Gedächtnis zurückzurufen.

Weil Träume so ungeheuer flüchtig sind, ist es günstig, sie möglichst sofort nach dem Erwachen aufzuschreiben, sie jemandem zu erzählen, sie auf diese Weise, spätestens am Frühstückstisch „dingfest“ zu machen, damit sie nicht spurlos aus dem Bewußtsein verschwinden, federleicht wie sie sind.

Viele Menschen erinnern sich besser an ihre Träume, wenn sie sie irgend jemandem, ihrem Partner oder ihrer Partnerin, einem Freund oder einer Freundin oder anderen Mitgliedern ihrer Familie erzählen konnten. Allein schon das Aussprechen eines Traumes reicht oft aus, um die Erinnerung an ihn festzuhalten und so zu verhindern, daß er unwiderruflich verlorengeht.

Sehr günstig ist es, einen Schreibblock und einen Bleistift stets in erreichbarer Nähe des Bettes aufzubewahren. So können Sie jederzeit, selbst bei Dunkelheit mitten in der Nacht und ohne erst das Licht einzuschalten, ein paar Stichwörter zu Ihren Träumen notieren. Sie genügen, um den Traum am nächsten Morgen wieder vollständig ins Gedächtnis zurückzurufen.

Viele Traumerfahrene benutzen ein kleines Diktiergerät, in das sie ihre Träume – vollständig oder stichwortartig – mitten in der Nacht hineinsprechen.

Eine weitere sehr gut geeignete Methode, die Träume festzuhalten, ist das Führen eines Traumtagebuchs. Mit seiner Hilfe gelingt es, Träume über längere Zeiträume zu verfolgen, zu vergleichen, wie sie sich entwickeln, verändern, wegbleiben, je nachdem, wie wir uns entwickeln und verändern.

Calvin Hall, ein berühmter amerikanischer Traumforscher, hat einmal gesagt: „Jeder, der sich an einfache Regeln zu halten vermag, kann Träume deuten.“ Und: „Jeder, der ein Bild ansehen und sagen kann, was es bedeutet, müßte auch in der Lage sein, die eigenen Traumbilder anzusehen und zu sagen, was sie bedeuten. Die Bedeutung eines Traumes ist nicht in irgendeiner Traumtheorie zu finden; sie liegt im Traum selbst.“[19]

Jedes Traumbild, so ungewöhnlich, absurd oder fremdartig es uns erscheinen mag, stellt einen neu in Erscheinung tre-

[19] Calvin Hall/Vernon Nordby: The Individual and His Dreams, New York 1972

tenden Teil von uns selbst dar, aus dem sich ein neues Selbstverständnis entwickeln läßt. Wir können mit anderen über unsere Träume sprechen, mit unserer Partnerin oder unserem Partner, mit Freundinnen und Freunden, mit allen Menschen, zu denen wir Vertrauen haben, selbst mit Experten. Vielleicht werden sie uns hier und da Hinweise und Denkanstöße geben können. Aber am besten verstehen letztlich nur wir selbst unsere Träume, denn sie sind unsere ureigensten Aussagen, so fremd sie uns im ersten Augenblick manchmal auch vorkommen mögen.

Traumarbeit in der Antike: Vorläufer moderner Psychotherapie

In unserem westlichen Kulturkreis zählt im allgemeinen nur das, was mit dem Verstande erfaßbar und zählbar, wägbar, meßbar ist. Es liegt auf der Hand, daß die Träume in einer solchen Kultur für lange Zeit keine ihnen angemessene Rolle spielen konnten. Erst jetzt allmählich beginnt die Wissenschaft, sich auch bei uns ernsthaft mit den Träumen zu befassen. Was sie dabei an Erkenntnissen zutage fördert, ist überraschend, oft verwirrend, aber immer interessant. Und nach aller Wahrscheinlichkeit stehen wir heute erst am Anfang aller Entdeckungen über Träume und ihre Möglichkeiten für den Menschen. Manche Überraschung wartet noch auf uns.

Frühere Kulturen legten großen Wert auf den Umgang mit ihren Träumen. Schon im alten Ägypten galten Traumdeuter als kluge und gesuchte Männer. Die Bibel berichtet über eine Fülle von Träumen und ihre Deutungen, die modernen tiefenpsychologischen Erkenntnissen voll standhalten. Die Träume und Traumdeutungen des jungen Josef sind nur ein Beispiel dazu.[20] Immerhin verhalfen sie ihm, aus einer Gefangenenzelle heraus seinen steilen Aufstieg zum Regierungsberater und Minister zu beginnen.

In den alten Kulturen, bei manchen Naturvölkern noch bis

[20] Gen. 37, 5–11

heute, gibt es zwei verschiedene Erklärungsversuche für das Träumen. Der eine lautet: Die Seele bekommt im Traum Besuch – von den Göttern zum Beispiel oder von Geistern, die dem Träumenden etwas mitteilen wollen. Er versteht diese Botschaft zwar noch nicht so ohne weiteres. Aber von Kundigen läßt sie sich entschlüsseln. Die andere Erklärung: Die Seele verläßt den Körper im Traum. Sie wandert umher. Darum darf man Schlafende nicht wecken. Ihre Seele würde sonst womöglich den Weg in ihn zurück nicht finden.

Seit alter Zeit erhofften die Menschen sich Rat und Hilfe aus ihren Träumen. In Ägypten und in Griechenland begaben sie sich zum Schlaf in den Tempel. Sie bereiteten sich, zum Beispiel mit einem bewußtseinsverändernden Trunk, auf die Nacht vor und warteten auf den besonderen Traum. Im antiken Griechenland hat es schätzungsweise über 600 solcher Tempel gegeben. Die Menschen erwarteten in den Träumen Auskünfte über die Zukunft, Ratschläge für die Lösung von Lebensproblemen, oft aber auch Heilung von Krankheiten. Psychosomatisch Kranke hatten zu jener Zeit ja kaum andere Mittel als die Begegnung mit ihren Träumen im Tempel. Im Grunde war das eine frühe Art der Psychotherapie und der Selbsterfahrung.

Eine moderne Theorie des Träumens und ihre Bestätigung in den Traumlabors

Freud, Adler und Jung gelang es zu Beginn unseres Jahrhunderts als ersten, eine Theorie des Träumens zu entwerfen. Sie hat sich inzwischen in vielen, doch nicht in allen Punkten experimentell bestätigen lassen. Insgesamt nehmen sich die mit gewaltigem Aufwand an Tausenden von Versuchspersonen gewonnenen naturwissenschaftlichen Erkenntnisse aus den modernen Schlaflabors aber eher bescheiden aus. Sie lassen sich – knapp zusammengefaßt – so wiedergeben:

– Es gibt fünf unterschiedliche Schlafstadien, die sich im Verlauf jeder Nacht wiederholen. Sie reichen von der leichtesten Phase beim Einschlafen bis hin zum Tiefschlaf.

– Diese verschiedenen Schlafstufen durchläuft jeder

Schlafende im Laufe jeder Nacht bis zu fünfmal. Dabei werden die Tiefschlafphasen kürzer und seltener, je länger man bereits schläft.

– Jeweils im leichtesten Schlaf treten die eigentlichen Traumphasen auf. Jede von ihnen dauert mindestens drei und höchstens sechzig Minuten. Sie wiederholen sich während jeder Nacht drei- bis sechsmal. Typisch für diese Traumphasen sind schnelle Augenbewegungen, weshalb man sie REM-Phasen nennt (REM = Rapid Eye Movement), sexuelle Erregungen, unregelmäßiges Atmen und verstärkte Muskeltätigkeit.

– Die Traumphasen werden im Laufe einer Nacht immer länger. Obwohl in ihnen der Schlaf am leichtesten ist, kann man die Schlafenden aus diesen Traumphasen schwerer aufwecken als aus den Nicht-Traumphasen.

– Hindert man einen Menschen über längere Zeit am Schlafen, so treten bei ihm Konzentrationsstörungen auf, die sehr starke Formen annehmen können. Man mußte deshalb solche Experimente abbrechen. Trug- und Wahnvorstellungen ließen sich beobachten. Weckt man jemanden immer zu Beginn einer Traumphase und hindert ihn auf diese Weise am Träumen, so holt er die ausgefallenen Traumphasen in den darauffolgenden Nächten nach. Die Traumphasen in den folgenden Nächten werden also länger.

– Der Schlaf erfüllt neben der rein biologischen Funktion der Erholung noch eine wichtige psychische Funktion. Schlaf ist kein Zustand der Passivität, sondern unsere Psyche ist im Schlaf äußerst aktiv. Die Bedeutung dieser psychischen Aktivität ist bis heute noch nicht völlig geklärt. Da die Schlafkurve bei jedem Menschen anders verläuft, hoffen die Psychologen, daß die Schlafforscher ihnen wichtige Informationen über die Eigenarten des Nervensystems und über persönliche Eigenschaften eines Menschen geben können.

– Nimmt jemand Schlaftabletten, so werden die Traumphasen unterdrückt. Wird das Schlafmittel wieder abgesetzt, so treten vermehrt Traumphasen auf. Der Schlaf ist dann unruhig. Die Träume sind besonders lebhaft und steigern sich auffallend häufig zu Angst- und Alpträumen. Diese Beobachtungen sprechen dafür, daß die Traumphasen eine psychisch entlastende Ventilfunktion haben.

Traumarbeit im Dschungel von Malaysia

Was Traumarbeit angeht, so können wir am meisten von einem kleinen Naturvolk lernen, das abseits der Zivilisation in Malaysia lebt. Technisch lebt dieses Volk noch heute etwa auf dem Stand des Steinzeitalters. Aber in seinen zwischenmenschlichen Beziehungen und in der angewandten Psychologie hat es eine so ungewöhnlich hohe Entwicklung erreicht, wie sie sonst kaum irgendwo auf der Welt im zwischenmenschlichen Bereich zu finden ist.

Im Dschungel von Malaysia lebt ein kleiner Stamm der Ureinwohner: die Senoi. Bei ihnen steht die Traumarbeit im Mittelpunkt ihres täglichen Lebens. Nach mündlichen Überlieferungen pflegen sie den kreativen Umgang mit ihren Träumen bereits seit Jahrhunderten. Traumarbeit ist bei den Senoi eine Selbstverständlichkeit für alle Erwachsenen. Ebenso ist sie aber charakteristisch für die Kindererziehung.

Die Senoi verstehen ihre Träume als positive Kraft, die es möglich macht, die Auseinandersetzung mit sich selbst und mit der Umwelt so erfolgreich wie möglich zu gestalten. Fast traumhaft vollzieht sich bei ihnen die Verbindung von nächtlichen Träumen mit der Technik des gelenkten Wachtraums, der Einübung in reales Verhalten und in kreativen Ausdruck von Trauminhalten. Diese ungewöhnlich hohe Traumkultur ist in ihrer Harmonie, ihrer Integration und vor allem in ihrer therapeutischen Wirksamkeit wahrscheinlich einmalig auf der ganzen Welt.

Sie ist nicht Rückzug aus der Welt oder Verträumen der Wirklichkeit, sondern tragfeste Brücke zur Realität. Der Umgang mit ihren Träumen richtet sich bei den Senoi darauf, die positiven Kräfte in jedem Menschen zu stärken und die negativen Strömungen im eigenen Inneren versiegen zu lassen.

Traumarbeit geschieht bei den Senoi so: Jeden Morgen beim Frühstück berichten zunächst die Kinder, dann die Erwachsenen die Träume der vergangenen Nacht. Da die Kinder täglich ihre Eltern erzählen hören und die täglichen Reaktionen der anderen auf deren Träume miterleben, sind ihre eigenen Traumberichte für sie etwas vollkommen Selbstverständliches.

Nachdem die Familie die Träume der einzelnen diskutiert hat, versammeln sich die Männer der Senoi im Rat. Sie diskutieren die eindrucksstärksten Träume der Erwachsenen und arbeiten sie auf. Da die Senoi nur etwa zwei Stunden täglich für ihren Lebensunterhalt arbeiten müssen, haben sie für ihre Traumarbeit fast den ganzen Tag Zeit. Für sie selbst ist das Traumerlebnis ebenso real und wichtig wie das Erleben in der Wirklichkeit. Alle im Traum auftretenden Gestalten werden als Teile des eigenen Selbst gesehen. Darin trifft sich die Einstellung der Senoi zum Traumerleben völlig mit der Auffassung der modernen westlichen Gestalttherapie.

Hat jemand im Traum eine Begegnung, so ist es wichtig, was er aus dieser Begegnung macht. Dagegen kommt es nicht darauf an, was mit ihm geschieht.

Der eigentliche Kern der Traumarbeit bei den Senoi ist die Gestaltbarkeit der Träume. Dahinter steht die Auffassung, daß bewußte Gedanken, Einstellungen und Emotionen das Traumerleben beeinflussen können. Das oberste Ziel der Traumarbeit liegt darin, Kontrolle und Zusammenarbeit mit allen Kräften und Gestalten zu erreichen. Die Folge ist: Gefühle von hilflosem Ausgeliefertsein an übermächtige Kräfte treten zugunsten einer aktiven Auseinandersetzung mit diesen Kräften zurück. Um dieses Ziel stärkerer Selbststeuerung zu erreichen, haben die Senoi eine Reihe von Traumgrundsätzen entwickelt.

Der wichtigste Satz ist: Sieht sich jemand im Traum einer Gefahrensituation ausgesetzt, so kommt es darauf an, nicht zu flüchten, sondern sich der Gefahr zu stellen und mit ihr zu kämpfen. Ausweichen oder Weglaufen bedeutet für die Senoi, dieser Gefahr in immer neuen Gestalten wieder zu begegnen. Auseinandersetzung dagegen heißt, die Gefahr zu bewältigen und damit die Verknotungen von Angst und Aggression im eigenen Inneren aufzulösen. Möglichkeiten der Auseinandersetzung bestehen darin, freundliche Gestalten zu Hilfe zu rufen oder den Traumfeind anzugreifen, mit ihm zu kämpfen, ihn notfalls zu töten.

Der zweite Traumgrundsatz der Senoi ist: immer auf ein positives Ende oder Ziel des Traumes hinzuarbeiten. Negative Trauminhalte sollen möglichst in positive umgewandelt werden, denn die Bewältigung des Negativen setzt aktive Kräfte frei und weckt Gefühle von Freude und Selbstvertrauen.

Besonders wichtig sind den Senoi Träume, in denen Stürzen oder Fallen vorkommt. Hier versuchen sie, ein positives Erleben zu erreichen, indem sie das Abstürzen mit ihrem Tagesbewußtsein umträumen in Schweben oder Fliegen. Der oder die Fliegende genießt dabei ein Glücksgefühl und landet dort, wo sich etwas Erfreuliches oder etwas Schönes findet.

Der dritte Traumgrundsatz der Senoi: Jeder Träumer wird aufgefordert, etwas Kreatives von seiner Traumreise mitzubringen und es mit den übrigen Gruppenangehörigen zu teilen. Damit sind Gaben im doppelten Sinne des Wortes gemeint: als Geschenk und als Begabung, die in jedem in irgendeiner Form von Kreativität vorhanden sind.

Im Wachtraum fühlen sich die Senoi-Träumer als Schöpfer ihrer Gestalten. Sie können zerstörerischen Kräften aufbauende entgegensetzen, was in den Nachtträumen ja nicht ohne weiteres gelingt. Durch diese Wachtraumarbeit nehmen auch in den Nachtträumen die Gefühle von Angst, Ausgeliefertsein, von Hilflosigkeit, Schmerz, Leid und Beschämung ab. Nach Berichten der Senoi werden die Inhalte aus den Wachträumen tatsächlich sehr schnell in den Nachttraum aufgenommen.

Wie wirkt sich nun die ohne jeden Zweifel außergewöhnlich hohe Traumkultur auf das reale Leben und Verhalten dieses Volkes aus? – Mehrere Forscher berichten übereinstimmend, daß es bei den Senoi seit rund 300 Jahren keine kriegerischen Auseinandersetzungen mit Nachbarstämmen gegeben hat. In den Stammesgruppen und Familien finden sich kaum Ansatzpunkte für Reibereien und Streit. Gewaltverbrechen kommen nicht vor, auch keine Diebstähle. Kopfjägerei, Kannibalismus und Marterungen sind unbekannt. Der Gesundheitszustand der Senoi ist sehr gut. Einige Stämme sind sogar immun gegen Malaria. Geisteskrankheiten wurden nicht beobachtet. Schläge und körperliche Züchtigung in jeder Form sind verpönt. Es gibt keine mit Strafandrohungen versehenen Gesetzesnormen, keine Gefängnisse, keine Polizei und keine psychiatrischen Anstalten. In Familie, Wirtschaft und

Politik gelten demokratische Grundätze. Die Senoi zeichnen sich aus durch ein hohes Maß an psychischer Integration und Reife des Gefühlslebens. Ihre Einstellung zur Gesellschaft begünstigt kreative, nicht destruktive Beziehungen.

Die Traumarbeit bei den Senoi läßt sich am besten an einem konkreten Beispiel begreifen, das die Traumforscherin Gerda Cramer[21] berichtet.

Ein fünfjähriger Senoi-Junge erzählt folgenden Traum:

Ich wollte am Bach in den Fischfallen nachsehen, ob Fische gefangen sind. Es sind so viele, daß ich einen Korb mitnehmen muß. Auf dem Weg zum Bach kommt plötzlich ein Riesenskorpion auf mich zu. Ich fürchte, daß er mich sticht. Vor Schreck lasse ich den Korb fallen und renne zurück ins Dorf.

Der Vater des Jungen bedankt sich bei dem Kind zunächst dafür, daß es den Traum mitgeteilt hat. Dann beginnt er mit der eigentlichen Traumarbeit. Der Vater erklärt dem Jungen, daß er diesem Skorpion, vor dem er weggelaufen ist, wiederbegegnen wird, vielleicht in einer anderen Gestalt, und daß er sich dann mit ihm auseinandersetzen muß.

Der Junge entwickelt nun Vorschläge, was er tun könnte: den Skorpion ansehen, nicht vor ihm weglaufen, den Korb über das Tier stülpen, über das Tier hinwegspringen. Dann träumt der Junge mit geschlossenen Augen den Traum in eine Art Tagtraum um.

Er berichtet:

Ich gehe auf dem Weg zum Bach und will Fische holen. Plötzlich sehe ich einen riesigen Skorpion. Ich will weglaufen, bleibe aber stehen. Ich habe große Angst, sehe mir aber das Tier genau an. Ich rufe meinen älteren Bruder zu Hilfe. Er zeigt mir, wie man Skorpione anfaßt, so daß sie nicht stechen. Wir nehmen das Tier mit und geben es dem Ältesten, der aus dem Gift Medizin macht. Dann gehen wir und holen die Fische aus dem Bach.

---

[21] Gerda Cramer: Traumzeit im Dschungel, in: psychologie heute, Heft 9/83, 67 ff.

Diese Art des Umgangs mit Angstträumen hat hohen und heilsamen Wert. Sie bewährt sich in der modernen westlichen Therapie in gleicher Weise wie bei den Naturvölkern im malaysischen Dschungel. Wir werden ihr in diesem Buch noch wiederbegegnen, wenn auch in veränderter und weiterentwickelter Form.

Wie wir die Botschaft unserer Angstträume besser begreifen können

Jeder Mensch, der uns in unserem Leben begegnet, hat eine Botschaft für uns. Das trifft besonders für Menschen zu, die wir nicht gern leiden mögen. Gerade sie können in uns einen entscheidenden Lernprozeß in Gang setzen. Nicht anders verhält es sich mit den Angstträumen. Je unheimlicher sie uns erscheinen, um so wichtiger ist es hinzuschauen, ihre Botschaft zu verstehen. Die hier folgenden konkreten Hilfen erleichtern Ihnen den Zugang zu Ihren Angstträumen.

Die Art der Angstträume bestimmen

Es gibt unterschiedliche Grundtypen von Angstträumen. Wenn es gelingt, sich darüber klar zu werden, mit welchem Typ von Angsttraum man es zu tun hat, dann ist es meist schon wesentlich leichter, hinter den Sinn dieses Traums zu kommen.

Körperträume

Körperträume sind als Warnsignale aufzufassen, in denen sich gesundheitliche Störungen und Krankheiten ankündigen können.

Zu dieser Gruppe gehört beispielsweise der Traum einer Frau, in dem sie erlebte, daß der Wald in der Nähe ihres Hauses brennt. Der Wald gilt in der Traumsprache meist als Symbol für das Unbewußte, während das Haus die Persönlichkeit der Träumenden darstellt. Wenige Tage nach diesem Traum erkrankte die Frau und hatte hohes Fieber, das sich offenbar in ihrem Traum als Feuer dargestellt hatte.

Zur Gruppe der Körperträume gehört auch mein – bereits erwähnter – Traum, in dem ein Haus auf die Seite kippt und, ohne einzustürzen, liegen bleibt.

Körperträume stehen oft in direktem Zusammenhang zu einem Zustand körperlichen Unbehagens, etwa wenn man sich spät am Abend durch eine reichhaltige oder schwer verdauliche Mahlzeit belastet. Alpträume allen möglichen Inhalts können hier als Folge auftreten.

Oft sprechen Angstträume einen bestehenden Krankheitszustand auch direkt an: So sind Träume, in denen sich der oder die Träumende in ein Krankenhaus eingeliefert sieht, im allgemeinen Hinweise auf eine psychisch schwierige Situation, in der Hilfe benötigt wird. Träume von einer bevorstehenden Operation deuten auf einen notwendigen Eingriff, auf einen Einschnitt in den Lebensumständen des oder der Träumenden hin. Wer träumt, er sei herzkrank, der leidet meist unter Partnerschaftsproblemen. Ein Augenleiden deutet in der Traumsprache im allgemeinen darauf hin, daß wir etwas in unserem Leben nicht richtig sehen wollen. Träumen Sie davon, gelähmt zu sein, so lohnt es sich hinzuschauen, ob nicht irgend etwas in Ihrem Leben Sie tiefer verletzt hat als sie zunächst annahmen, so daß Sie sich handlungsunfähig fühlen. Träume, in denen einem die Zähne ausfallen, drücken fast immer die Angst vor Verlust der Vitalität, vor allem im sexuellen Bereich, aus.

Verfolgungsträume

Fast jeder kennt sie, diese Angstträume, in denen jemand hinter uns her ist. Wir wollen fliehen, aber unsere Beine sind wie Kaugummi, sie gehorchen uns nicht. Und der Verfolger kommt immer näher... Meist drücken sich in solchen Traumbildern unbewußte Emotionen oder Triebkräfte aus, die wir mit unserem Wachbewußtsein nicht genügend beachten. Verfolgt uns beispielsweise im Traum ein Stier oder ein anderes wildes Tier, so kann das ein Hinweis auf starke animalische Kräfte in uns sein, die wir nicht zulassen wollen. Aber gerade weil wir sie nicht zur Kenntnis nehmen, sind wir in Gefahr, ihr Opfer zu werden. Dabei steckt in diesen Tierkräften ungeheuer viel an Vitalität, auch an Kreativität – beides Dinge, die wir uns doch wünschen und die unser Leben lebendig werden lassen.

Aggressionsträume

Oft holt uns in Verfolgungsträumen unsere eigene Aggressivität ein, die wir mit unserem Wachbewußtsein nicht zulassen wollen. Aber es sind auch die Traumbilder von Krieg und von heftigen kämpferischen Auseinandersetzungen, die hierher gehören. Die miteinander kämpfenden Parteien stellen fast immer in Widerstreit zueinander stehende aggressive Anteile unserer eigenen Persönlichkeit dar. Ziel der Traumarbeit ist hier, diese Anteile miteinander zu versöhnen.

Aggression gehört fest zu unserem Leben. Sie ist nicht von vornherein etwas Negatives, Abzulehnendes. Ohne Aggression wären wir tatenlos und würden die notwendigen Dinge in unserem Leben nicht in Angriff nehmen. Ohne Aggression ist nicht einmal Liebe denkbar.

Todesträume

Träume vom Tod und vom Sterben kommen sehr häufig vor. Meist erschrecken die Träumenden sehr darüber. Denn sie glauben, in solchen Träumen kündige sich ihr eigenes Sterben oder der Tod in der Familie bzw. im Freundeskreis an. Doch aus der Auswertung von Tausenden solcher Träume aus aller Welt ist bekannt: Träume vom Tod verkünden nie den leiblichen Tod. Sie sind keine dunklen Voraussagen. Träume, in denen es um das Sterben uns nahestehender Personen geht, in denen wir selbst sterben müssen oder an unserem eigenen Begräbnis teilnehmen, sagen nur, daß etwas in uns abgestorben ist oder abzusterben droht. Dabei können Beziehungen zu anderen Menschen, Gefühle oder auch persönliche Eigenschaften gemeint sein. Die Träume von Toten gehen uns immer selbst an. Vielleicht ist eine Liebe in uns gestorben oder etwas Kreatives, was uns viel Freude bereitet hat. Und wir haben dieses Absterben nur noch nicht bemerkt oder wollen es nicht wahrhaben. Träume vom Tod meinen eher diesen ständigen Prozeß „Stirb und Werde", der unser ganzes Leben durchzieht und begleitet. Immer wieder bereitet er uns Angst, weil wir so schwer bereit sind loszulassen. Wir wissen ja nicht, was da an neuem auf uns zukommt.

Träume, in denen es wirklich um den Tod als Ende unseres Lebens auf dieser Erde geht, wählen völlig andere Bilder, um ihre dunkle Botschaft auszudrücken. Auf sie werden wir im Teil vier dieses Buches näher eingehen.

Warnträume

Manchmal sprechen unsere Träume eine sehr eindringliche Sprache, wenn es um Gefahren geht, die uns selbst oder uns nahestehenden Menschen drohen. Mitunter geht es um Menschenleben, die gerettet werden können, falls die Träumenden die Botschaft ihres Warntraumes rechtzeitig erkennen und bereit sind zu handeln. In dem folgenden Traumbeispiel gelang es der Träumenden, das Leben ihrer Schwester und das ihres neugeborenen Kindes zu retten, obwohl die Botschaft ihres Warntraums zunächst nicht recht verständlich erschien:

Am Sonntag vor einer Woche träumte ich von etwas, das aussah, wie wenn es um seine Mitte herum eine lange weiße Wolke hätte. In meiner Therapiestunde am nächsten Tag assoziierte ich zu der Wolke einen Nabel und sprach viel von Maria. Dann kam mir meine Schwester Mary in den Sinn. Sie ist 39 Jahre alt und schwanger, hat schon drei Kinder, die 16, 14 und 11 Jahre alt sind. Ich hatte solche Angst um sie, daß ich sie anrief. Sie war vor kurzem nach Glen Falls/New York gezogen und hatte dort einen praktischen Arzt, der sich um sie kümmerte. Sie erzählte mir, das Fruchtwasser sei schon abgegangen, die Wehen würden aber noch auf sich warten lassen. Ihr Arzt habe gesagt, alles sei in bester Ordnung, und sie solle in Bewegung bleiben. Auf meine Frage, ob sie sich schon überlegt habe, einen Facharzt zu konsultieren, sagte sie, sie würde es sich mal überlegen.

Als ich am nächsten Tag zu meinem Therapeuten ging, meinte er: „Sie unternimmt nicht die nötigen Schritte. Sie müssen sich auf schlechte Nachrichten gefaßt machen." Mein Magen krampfte sich dabei zusammen, ebenso als ich sie bei meinen Anrufen am Dienstag und am Mittwochabend immer noch zu Hause vorfand; sie hatte zwar telefonisch mit ihrem Arzt gesprochen, aber der sagte, er glaubte, daß alles normal verliefe. Am Donnerstagabend flog ich nach Philadelphia. Da der Flug Verspätung hatte, nutzte ich die Zeit, um sie wieder anzurufen. Ich erzählte ihr, daß ich seit meinem Traum am Sonntag das Gefühl hätte, daß sie wegen ihres Zustands dringend etwas unternehmen müßte, und daß ich hoffte, sie würde sich noch zum Facharzt begeben, nur um mich zu beruhigen. Sie sagte, sie habe an diesem Nachmittag ihren Arzt aufgesucht, und der habe gemeint, es sei kein Spezialist nötig, da „der sie wahrscheinlich in irgend so ein Krankenhaus schicken würde."

Irgendwie drangen meine Worte dieses Mal zu ihr durch. Mary vereinbarte einen Termin bei einem Geburtshelfer, der eine halbe Stunde nach ihrer Ankunft bei ihr einen Kaiserschnitt machte. Das Baby lag quer, war in keiner guten Verfassung, und Mary hatte ihrerseits Komplikationen. Inzwischen ist das Kind aus dem Brutkasten, und beiden geht es von Tag zu Tag besser. Um Mitternacht desselben Tages, an dem Mary den Kaiserschnitt bekam, entdeckte die Krankenschwester übrigens, daß Mary Mumps hatte. Das ist wirklich ein grotesker Zusatz! Der Arzt meinte, wenn ihm dies zur Zeit der Operation bekannt gewesen wäre, hätte es ihn wirklich unter außerordentlichen Streß gesetzt – allerdings würde er dann wohl genauso gehandelt haben.[22]

In einem anderen Beispiel gelang die Rettung aus höchster Lebensgefahr nicht, weil der Ehemann der Träumenden den Warntraum seiner Frau nicht ernst nahm, und sie sich trotz ihres Gespürs für die akute Gefahrensituation nicht durchsetzen konnte.

Die Träumende ist eine Französin, die sich mit ihrem deutschen Mann in Algerien niedergelassen hatte. Ihr Mann

[22] Montague Ullman/Nan Zimmerman: Mit Träumen arbeiten, Stuttgart 1986, 261 f.

hatte viele Jahre lang in der Fremdenlegion gedient. Sie träumte:

Das Haus wurde mitten in der Nacht von allen Seiten von algerischen Rebellen umzingelt. Ich sah, wie die Männer in das Haus eindrangen. Ich sah, wie man meinen Mann erschoß, meinen Sohn erschlug. Ich selbst konnte in ein kleines Gelaß gleich hinter der Haustür flüchten. Dieses Gelaß wurde immer enger. Aber man fand mich nicht. Draußen ging der Tod um. Und als es still wurde, konnte ich aus dem engen Gelaß durch ein kleines Fenster hinter der Tür entweichen.[23]

Am nächsten Morgen erzählte die Frau ihrem Mann den Traum, und sie sprachen darüber, ob es nicht besser wäre, das Haus sofort zu verlassen, für ein paar Wochen zu ihrer Schwester in die Stadt zu ziehen und erst wiederzukommen, wenn sich die Lage beruhigt hat. Doch der Mann argumentierte dagegen an: Das Schlimmste sei in Algerien doch vorüber. Die Regierung habe im Radio zum Aushalten aufgefordert. Außerdem seien sie doch hier beliebt. Wer also sollte ihnen etwas tun? – Und im Ernst: Wer ist schon unter normalen Umständen bereit, allein aufgrund eines einzigen Alptraumes gleich einschneidende Lebens- und Wohnsitzveränderungen vorzunehmen? – Doch hier waren die Umstände eben keine normalen. Hier herrschte Ausnahmezustand.

Vier Nächte später geschah das Entsetzliche: Mit Maschinenpistolen schossen sie in das Haus und warfen Handgranaten. Sie zertrümmerten die Eingangstüren und die Fensterläden mit Äxten und Rammböcken. Und dann ereignete sich alles so, wie es die Frau zuvor geträumt hatte. Das kleine Gelaß hinter der Tür bot ihr Zuflucht, während ihr Mann schon verblutete. Durch ein schmales Oberlicht dieses Gelasses konnte sie sich ins Freie retten und in Sicherheit bringen. Das Haus stand bereits in Flammen.

Die Träumende sah den Verlauf der Katastrophe und ihrer Rettung bis in die Einzelheiten in ihrem Traum so exakt vorher, daß schon der Eindruck naheliegt, es könnte sich hier um einen präkognitiven Traum gehandelt haben. Andererseits ist

[23] Peter Walden: Die hohe Schule der Traumdeutung, Genf 1983, 146

es aber durchaus denkbar, daß die Frau unbewußt Vorbereitungshandlungen der Täter wahrgenommen hat, die diesem Anschlag mit Sicherheit vorausgegangen sind. Unsere Sinne nehmen ja weit mehr an Eindrücken auf, als uns je bewußt wird. Der Traum kann solche Wahrnehmungen hier durchaus aufgegriffen und zu seiner Warnbotschaft verdichtet haben.

Präkognitive Träume

Lange Zeit winkten ernsthafte Wissenschaftler müde ab, wenn das Thema „Vorahnungen im Traum" auf den Tisch kam. Doch inzwischen zeigen mehrere wissenschaftliche Untersuchungen eindeutig, *daß* es Vorahnungen im Traum gibt und daß sie sogar ziemlich häufig vorkommen. Das Problem scheint eher zu sein, wie sich sicherstellen läßt, daß nur solche Berichte in Untersuchungen aufgenommen werden, die sich in ihrem Wahrheitsgehalt sicher überprüfen lassen.

Die amerikanischen Psychologen Dr. David Ryback und Letitia Sweitzer fanden in einer Erhebung unter Studenten heraus, daß jeder zwölfte von ihnen Erfahrungen mit „außersinnlichen" oder mit medialen Träumen hatte.[24] Etwa die Hälfte dieser Träume gaben dabei Warnungen vor zukünftigen Ereignissen. Letitia Sweitzer interviewte außerdem Erwachsene und stellte zu ihrem Erstaunen fest, daß jeder Dritte mediale Träume hatte. Zu 90 Prozent handelte es sich dabei um Frauen. Ihre Vorahnungen bezogen sich vor allem auf Personen und Ereignisse aus ihrem privaten Umkreis. Teilweise erlebten sie in ihren Angstträumen aber auch Unfälle und Katastrophen im voraus, von denen sie selbst nicht betroffen waren.

Die Liste aufsehenerregender, überprüfter Traumbeispiele, die eindeutig Zukunftswissen enthalten, ist lang. Erklären kann man sie nur schwer, weil sie nicht in das gängige wissenschaftliche Weltbild passen wollen. Denn wenn es möglich ist, im Traum in die Zukunft zu schauen, dann muß die Zukunft im Grunde schon vorhanden sein. Und in der Tat gibt es ein – allerdings umstrittenes – Erklärungsmodell, das

---

[24] David Ryback/Letitia Sweitzer: Dreams That Come True, New York 1988

die Zeit als eine Art Leiste begreift, auf der man ohne weiteres vor und zurückgehen kann.

Die junge Britin Sandra MacDonald träumte am 23. Juni 1971 sehr lebhaft, wie das britische Unterseeboot „HMS Artemis" unterging. Da sich die Szene in der Nähe einer Mauer abspielte, nahm sie an, das U-Boot liege im Hafen. An Deck gab es in ihrem Traum ein ziemlich starkes Gedränge. Gleichzeitig war ihr klar, daß drei Männer im Rumpf des Schiffes eingeschlossen waren.

Am Tag danach erzählte sie ihren Traum, der sie tief beeindruckt hatte, mehreren Personen aus ihrem Bekanntenkreis. Unter anderem sprach sie mit einem ehemaligen Mitglied der Schiffsbesatzung. Sie hatte den Mann beim Tanzen kennengelernt und mit ihm einmal einen Rundgang auf der Artemis erlebt, als das Schiff in ihrem Heimatort vor Anker lag.

Eine Woche später versank die Artemis – sie befand sich inzwischen in einem anderen Hafen – innerhalb von zwei Minuten in mehr als zehn Meter Tiefe. Zwei Luken waren versehentlich offen geblieben, durch die Wasser eintrat. Zehn Besatzungsmitglieder kletterten an Deck und sprangen über Bord. Drei Männer waren über zehn Stunden lang in einem abgeschotteten Teil des Schiffes eingeschlossen, ehe sie sich durch einen Notausstieg befreien konnten. Das Boot selbst wurde erst fünf Tage später geborgen.

Der englische Psychologe Dr. Keith Hearne ließ sich diesen Vorahnungstraum von drei Zeugen unabhängig voneinander bestätigen.

Solche Beispiele werfen die entscheidende Frage auf: Ist es möglich, aufgrund von Traumvorahnungen Menschenleben zu retten?

1955 führte die berühmte Parapsychologin Louisa Rhine zu diesem Thema eine Fallstudie durch. Sie wertete 433 Beispiele von präkognitiven Träumen aus, die Warnungen vor einer Gefahr enthielten. In fast zwei Drittel aller Fälle unternahm niemand einen Versuch, die Gefahr abzuwenden. Es blieben 191 Fälle, in denen jemand aufgrund der Vorwarnung aktiv in das Geschehen eingegriffen hatte. In 69 Prozent dieser Fälle gelang es, die Gefahr für Leib und Leben erfolgreich abzuwenden.

Besonders eindrucksvoll ist hier die Geschichte von einem Ehepaar, das während einer Reise in einem kleinen Hotel in Selma im US-Staat North Carolina übernachtete. Sehr früh am Morgen träumte die Frau, das Hotel werde von einer Explosion in Schutt und Asche gelegt. Sie wachte auf und konnte nicht wieder einschlafen. Daraufhin weckte sie ihren Mann und bestand darauf, sofort das Hotel zu verlassen. Ihr Mann protestierte zwar energisch, denn natürlich war geplant, erst nach dem Frühstück abzureisen. Aber seine Frau ließ sich nicht beirren. So verließen sie das Hotel sofort.

Am Tag darauf, so berichtet Louisa Rhines Fallstudie weiter, fand die Frau in der Morgenzeitung eine Notiz darüber, wie ein mit Dynamit beladener Lastwagen in ein kleines Hotel gekracht sei und eine Explosion ausgelöst habe, die das Gebäude zerstörte. Das Hotel war genau das, in dem sie die Nacht zuvor übernachtet hatten. Wenn sie entsprechend ihrem ursprünglichen Plan erst nach dem Frühstück abgereist wären, hätten sie sich noch im Hotel befunden, als der Lastwagen mit der Todesladung eintraf.[25]

Angst und Meditation

Angst und Entspannung sind Gegensätze wie Feuer und Wasser. Wo sich Angst ausbreitet, herrscht Anspannung und nicht Ruhe. Umgekehrt gilt aber auch: In einer vollkommen entspannten Atmosphäre bleiben der Angst nicht viele Chancen. Durch das Herbeiführen eines entspannten Zustands mit Hilfe meditativer Techniken lassen sich also auch Angst und Anspannung vermindern.

Meditative Techniken haben in diesem Buch eine zweifache Funktion: Einmal eignen sie sich grundsätzlich, um Spannungen und Ängste zu lösen. Noch wichtiger ist aber, daß sie entscheidende Voraussetzungen für die Traumarbeit schaffen. Im Zustand tiefer Entspannung gelingt es nämlich, Nachtträume von neuem lebendig ins Bewußtsein zu rufen und sie, wenn es sich um Angstträume handelt, zu einem po-

[25] Alan Vaughan: Wenn die Zukunft Schatten wirft, in Esotera 4/96, 21

sitiven Ende zu bringen. Auch Fantasiereisen spielen beim kreativen Umgestalten von Träumen eine entscheidende Rolle. Um sie erleben zu können, ist das Beherrschen einer Entspannungstechnik wichtig.

Meditative Übungen haben die Menschen seit Jahrtausenden in fast allen Kulturkreisen genutzt. Im Christentum konzentrierten sich die Meditierenden vor allem auf Bibelstellen oder auf Bilder. Im Buddhismus liegt die Hauptmethode stärker in der Konzentration auf den Atem. Die Inder benutzen Mantras, das sind heilige Worte oder Silben, oder symbolische Malereien, die Mandalas.

Bei allen diesen Versenkungstechniken kommt es zu einer Umschaltung des Bewußtseins – auch unabhängig von den ursprünglich damit verbundenen religiösen Inhalten. Das Bewußtsein in der Meditation unterscheidet sich deutlich von unserem gewöhnlichen Tagesbewußtsein. Obwohl es voll in den Zustand des Wachseins gehört, enthält es doch manchmal Elemente des Traums. Es ist wie mit dem Verlöschen des Tageslichts. Nun erst, in der Dunkelheit, können wir die feinen Lichtreize der Sterne am Himmel wahrnehmen. Bei der großen Helligkeit am Tage sind sie für uns unsichtbar.

Der Zustand meditativer Entspannung führt bei regelmäßiger Übung schnell zu positiven Wirkungen: Alte Stresse und Ängste, welche die meisten Menschen seit ihrer Kindheit unverarbeitet mit sich herumtragen, lösen sich. Sie können jetzt bearbeitet werden. Je tiefer wir uns entspannen, um so stärker geraten wir in den Zustand wohliger Gelöstheit. Angst, Sorgen und Probleme fallen von uns ab. Wir fühlen uns wohl, sicher und geborgen, können uns selbst und die Menschen in unserer Umgebung besser mit all ihren Schwächen akzeptieren. Und wir gewinnen Zugang zu einem Gefühl von tiefem Urvertrauen, von dem die meisten Menschen als Kind nicht genug haben entwickeln können.

Bewußtes Atmen als meditative Übung

Die Zahl meditativer Übungen ist fast unbegrenzt. Und es gibt eine Fülle von Literatur als Hilfe beim Meditieren. In diesem Buch soll deshalb nur eine meditative Grundübung dargestellt werden. Sie ist leicht zu erlernen und hat dennoch große Wirkung. Sie erleichtert es, im Augenblick zu leben, sich voll auf die Gegenwart einzulassen, anstatt sich ständig aufzuspalten, mit einem Blick im Gestern zu haften und mit dem anderen schon an morgen zu denken.

Am Anfang ist es gut, sich zum Üben an einen ruhigen und störungsfreien Ort zurückzuziehen. Setzen Sie sich für zunächst etwa fünf Minuten ganz entspannt hin. Legen Sie Ihre Hände locker auf die Oberschenkel und schließen Sie die Augen. Später können Sie die Übung ohne weiteres auf 20 Minuten oder eine halbe Stunde ausdehnen. Sie läßt sich mühelos sogar beim Gehen in der freien Natur anwenden.

Die **Übung** *selbst geht so: Wenn Sie einatmen, sagen Sie sich: „Beim Einatmen weiß ich, daß ich einatme." Und wenn Sie ausatmen, sagen Sie: „Beim Ausatmen weiß ich, daß ich ausatme." Das genügt. Sie nehmen Ihr Einatmen als Einatmen und Ihr Ausatmen als Ausatmen wahr. Sie brauchen sich nicht ständig den ganzen Satz zu sagen. Die beiden Worte „Ein" und „Aus" genügen schon. Diese Technik ist eine sichere Hilfe, bewußt in Fühlung mit dem Atem zu kommen. Und über den Atem strömt nun einmal unsere Lebensenergie. Während des Übens wird Ihr Atem ruhig und sanft werden. Körper und Geist werden dann ebenfalls ruhig und sanft. Die Übung ist nicht schwer. Schon nach kurzer Zeit werden Sie an sich selbst bemerken, daß Sie den Zustand tiefer Entspannung erreichen und Ihre Meditation Früchte trägt.*

Einatmen und Ausatmen sind lebenswichtig. Und zugleich kann uns das Atmen viel Freude bereiten. Wir können es genießen. Unsere Atmung verbindet Körper und Geist. Manchmal denkt unser Kopf an irgendetwas, und unser Körper tut etwas völlig anderes. Geist und Körper sind dann keine Einheit. Durch die meditative Atemübung führen Sie Körper und Geist zusammen. Beide werden wieder eins. Das bewußte Atmen baut dabei eine wichtige Brücke.

Die Übung läßt sich nach und nach beliebig ausbauen, verändern und variieren:

Thich Nhat Hanh, einer der bedeutendsten Meditationsmeister zwischen Ost und West, schlägt als eine Variante folgenden Text vor:[26]

Beim Einatmen schenke ich meinem Körper Ruhe.
Beim Ausatmen lächle ich.
Ich verweile im gegenwärtigen Moment
Und weiß, es ist ein wunderbarer Moment.

Ein Lächeln entspannt Hunderte von Gesichtsmuskeln. Und über diese körperliche Muskelentspannung lösen sich zugleich psychische Spannungen. So entwickelt sich das Lächeln zu einem Ausdruck psychischer und geistiger Harmonie.

Diese Übung ist nicht nur für Anfänger geeignet. Selbst Fortgeschrittene, die schon seit Jahrzehnten Meditation und bewußtes Atmen üben, wenden sie gern an, weil sie so wesentlich und einfach ist.

Doch – das soll noch einmal betont werden – für die Traumarbeit genügt das Beherrschen der Atem-Grundübung voll und ganz.

Musik als Entspannungshilfe

Ein altes indisches Sprichwort sagt: Das Ohr ist das Tor zur Seele. Seit Jahrtausenden kennt man die heilende Kraft der Musik und nutzt sie, um die Lebensenergie zu stärken. Die Bibel berichtet, daß David König Saul durch Harfenklänge von seinen depressiven Stimmungen befreite. Und bereits in Homers Odyssee aus dem 8. Jahrhundert vor Christi steht beschrieben, wie die Gefährten des Odysseus „die Wunden verbanden und das schwarze Blut mit einem heilenden Gesang stillten." Die Sufis und die Inder benutzten Musik für ihre Meditation. Mit ihrer Hilfe kontrollierten sie die Aktivitäten ihres Körpers und Geistes und führten den Zustand tiefer innerer Ruhe herbei.

Je nach ihrer Klangbeschaffenheit ist Musik imstande, uns

---

[26] Thich Nhat Tanh: Zeiten der Achtsamkeit, 2. Auflage, Freiburg i. Br. 1996, 118. Eine Fülle geeigneter Meditationsübungen findet sich auch bei Wulfing von Rohr: Meditation, Die Kraft aus der Mitte – ein umfassender Übungsleitfaden, München 1995

in äußerste Spannung zu versetzen, Aggressionen in uns auszulösen, ebenso aber auch Ruhe, Gelassenheit und innere Ausgeglichenheit in uns herbeizuführen.

Grundsätzlich spielt es keine Rolle, ob Sie für Ihre Meditation „E-Musik" aus dem klassischen Bereich wählen oder ob Sie sich für Folklore oder für leichte Kost aus dem Bereich der Unterhaltungsmusik entscheiden. Wichtig ist allein, daß Sie langsame Stücke mit einem Grundrhythmus von 60 Schlägen pro Minute wählen. Sie entsprechen in etwa dem Ruhepuls des Menschen. Im Klassik-Bereich erfüllen diese Bedingung vor allem Stücke mit der Satzbezeichnung „Largo" oder „Adagio".

Viele Meditierende erreichen ihren Zustand tiefer Entspannung leichter mit Hilfe von Meditationsmusik. Andere wieder verzichten auf solche Hilfen. Am besten sammeln Sie selbst Ihre Erfahrungen.

Fantasiereisen und Traumarbeit: Angstträume zu einem positiven Schluß weiterträumen

Wenn Sie den Zustand meditativer Entspannung herbeiführen können, haben Sie alle Voraussetzungen für eine kreative Traumarbeit geschaffen. In Ihrer Meditation können Sie nun dazu übergehen, sich angstbesetzte Traumszenen vorzustellen und sie zu einem positiven Schluß umzuträumen, ähnlich wie die Senoi das bei ihrer – bereits beschriebenen – Traumarbeit so erfolgreich betreiben.

Begegnen Sie auf Ihrer Traumreise irgendwelchen angsterregenden Gestalten, ganz gleich, ob es sich dabei um Tiere oder Menschen handelt, so ist es gut, wenn Sie nicht weglaufen. Versuchen Sie hinschauen und Kontakt zu diesen Gestalten aufnehmen, auch wenn es schwerfällt. Füttern Sie diese Gestalten, streicheln Sie sie oder sprechen Sie mit Ihnen. Die Monster verlieren dabei meist schon bald viel von ihrer Bedrohlichkeit. Dabei begegnen Sie Ihrer eigenen Angst, die sich symbolhaft verkleidet darstellt.

An den folgenden Beipielen läßt sich die angstlösende Heilwirkung solcher Wachtraumbegegnungen deutlich ablesen:

Eine etwa 40jährige Frau leidet unter Alpträumen, in denen sie immer wieder Männern begegnet, die sie überfallen, vergewaltigen, ausrauben oder töten wollen. Sie berichtet einen ihrer typischen, wiederkehrenden Angstträume:

Ich bin in einer fremden Stadt in einer Telefonzelle. Ich trage wichtige Schmucksachen in einem Beutel bei mir. Auch habe ich viele Äpfel in einer Tasche. Anscheinend gehört noch eine weitere Tasche zu meinem Gepäck. Da kommen viele Männer. Sie nähern sich – und gehen vorbei. Sie tragen Anzüge. Ich weiß: Sie sind gefährlich. Irgendwie sehen diese Gestalten durchsichtig aus, ein wenig wie Spukgestalten. Ich fühle ein tiefes Grauen, eine riesengroße Angst, wie Todesangst, daß sie mir etwas Böses antun werden. Ich habe Angst um meinen Schmuck und um mein Leben. Ich kauere mich in meiner Angst unten in der Telefonzelle zusammen und hoffe, daß sie mich nicht sehen. Aber zwei Männer haben mich entdeckt und kommen in die Telefonzelle. Ich werde wach, in Schweiß gebadet und mit starkem Herzklopfen.

Im Zustand tiefer meditativer Entspannung stellt sie die Traumszene einige Tage später wieder ein:

Ich bin wieder in der Telefonzelle. Die beiden Männer öffnen die Tür. Ich wende mich ihnen trotz meiner Todesangst zu. Um sie freundlich zu stimmen, beginne ich lebhaft und mit liebevollem Interesse ein Gespräch mit ihnen. Ich frage einen der beiden Männer, wie es denn bei ihm zu Hause gehe. Und zu meiner großen Überraschung antwortet der Mann völlig normal und sehr freundlich. Und die Männer rauben mir auch nicht meinen Schmuck und nicht mein Leben.

Natürlich ist das Thema mit diesem ersten Erfolg noch nicht endgültig erledigt. Ungefähr sechs Wochen später meldet sich im Traum dieselbe Angst noch einmal:

Es ist während der Hitlerzeit. Mein Mann und ich gehen in einer Gruppe von Menschen. Vielleicht sind es Juden. Wir gehen durch eine Stadt. Dann kommt eine Gruppe von Män-

nern. Sie tragen Pickelhauben auf dem Kopf wie Soldaten aus der Kaiserzeit. Und sie haben schwere Stöcke mit eisenbeschlagenen Spitzen bei sich. Ich frage meinen Mann, ob das Nazis seien. Er sagt: „Ja." Ich habe große Angst vor ihnen. Am liebsten möchte ich weg. Ich sage zu meinem Mann: „Ich will weg. Ich will gar keine Heldin sein. Ich habe vor nichts mehr Angst als vor Gewalt." – Da werde ich wach.

Am nächsten Tag stellt die Träumende ihre Angsttraumszene in der Meditation von neuem ein:

Im ersten Augenblick spüre ich wieder den Drang wegzulaufen, als ich die Männer sehe. Aber mein Mann sagt: „Kümmere dich um sie." Ich schaue mir die Männer genauer an und sehe, daß sie keine Pickelhauben und keine Stöcke mehr haben. Ich frage mich, warum ich mich vor ihnen gefürchtet habe. Einige scheinen verletzt zu sein. Ich gehe zu ihnen und gebe ihnen Brot. Sie scheinen sehr hungrig zu sein.

Insgesamt wirkt dieser zweite Traum schon weit weniger bedrohlich als der erste. Wieder gibt die Träumende ihrem ersten Impuls zu fliehen nicht nach. Das fällt ihr offenbar leichter, weil sie in diesem zweiten Traum ihren Mann als Helfer an ihrer Seite hat. Solche Helfer stärken das Traum-Ich, gleich, ob die Träumenden sie – wie die Senoi oder wie die Hauptakteure unserer alten Volksmärchen – herbeirufen oder ob die Helfer sich wie von selbst einstellen.

In der Realität verschwanden die bedrohlichen „Männerträume" nach und nach. Die Träumende gewann an Selbstwertgefühl und war imstande, sich jetzt freier auch in einer ihr fremden Umgebung zu bewegen. Das hatte ihr zuvor Schwierigkeiten bereitet.

Die folgende Traumserie berichtet eine junge Frau, die seit vielen Jahren in regelmäßigen Abständen unter massiven Alpträumen leidet. In ihrer Kindheit hat sie in ihrem Elternhaus viel Gewalt erlebt. Sie wurde, selbst noch als Heranwachsende, regelmäßig in ihrem Zimmer eingeschlossen und hatte Angst vor ihrem Vater, der oft nachts betrunken nach

Hause kam und sich dann, vor allem gegenüber der Mutter, äußerst brutal verhielt. Diese Bedrohungssituationen wirken offensichtlich noch im Erwachsenenalter bis in die Träume der jungen Frau hinein.

1. Traum
Ich hocke im Vierfüßlerstand wie ein Tier in einem dunklen, engen Raum. Ich kann nichts sehen. Aber mit den Händen fühle ich, daß um mich herum überall Wände sind. Ich bin eingesperrt und habe nur leichte Nachtkleidung an. Mich packt eine wahnsinnige Angst, ich könnte vergewaltigt werden. Ich schreie und wache auf, am ganzen Körper zitternd.

2. Traum
Ich bin in einem Holzschuppen. Es ist dunkel. Aber ich erkenne rund um mich herum Holzbretter und Balken. Ich drehe mich auf dem Bauch liegend zu der einen Seite hin um, fasse mit den Händen an die Wand und erkenne, daß ich eingesperrt bin. Mir ist so, als ob draußen eine Frau vorbeigeht. Ich schreie um Hilfe und erwache von meinem eigenen Schrei. Ich liege halb quer im Bett. Mir wird klar, daß die Wand des Schuppens in meinem Traum in Wirklichkeit die Bettseite war.

Ungefähr zu der Zeit, als sie den zweiten Traum dieser sich über mehrere Jahre erstreckenden Traumserie erlebt, beginnt die junge Frau mit ihrer Traumarbeit. Sie meditiert regelmäßig jeden Tag, führt ein Traumtagebuch und überlegt sich, wie sie ihre früheren Angstträume zu einem positiven Schluß weiterführen könnte. Das gelingt ihr zu diesem Zeitpunkt nicht bei allen Träumen. Einige scheinen ihr völlig auswegslos zu sein.

3. Traum
Ich bin zusammen mit einer Gruppe in einem großen leeren Raum eingesperrt. Der Raum liegt im Erdgeschoß. Durch die Fenster können wir auf die Straße und auf einen Park schauen. Draußen herrscht Krieg. Die Lage ist angespannt. Vier Männer machen das Eingesperrtsein nicht mit. Sie gehen

einfach aus dem Raum hinaus. Die Tür ist nicht abgeschlossen. Sie fürchten sich offenbar nicht. Draußen werden sie umzingelt und auf die andere Straßenseite in den Park geführt.

Die Situation des Eingesperrtseins beginnt sich in diesem Traum zu verändern. Der Raum ist jetzt weiter und daher weniger bedrohlich. Die Träumende befindet sich in einer Gruppe, was ihr trotz der Gefangenensituation doch mehr Schutz gibt. Und sie erlebt zum ersten Mal, daß sie sich nicht unbedingt fürchten muß. Denn die vier Männer, die einen Ausbruchversuch wagen, haben offenbar keine Angst. Ihr mutiges Handeln zeigt sofort Erfolg: Es stellt sich heraus, daß der Raum nicht abgeschlossen ist, also durchaus verlassen werden kann, wenn man die Initiative ergreift, anstatt sich mit der Situation des Eingesperrtseins passiv abzufinden. Zwar werden die vier Männer – nicht zufällig sind es vier, die Vier ist in der Traumsprache ein Ganzheitssymbol – draußen offenbar von neuem gefangengenommen. Aber immerhin befinden sie sich jetzt in der freien Natur.

Im Zustand meditativer Entspannung stellt sich die junge Frau die Traumszene noch einmal vor. Sie fragt jetzt die vier Männer, ob sie sich ihnen anschließen könne. Die Männer sind einverstanden. Draußen in dem Park gelingt es ihr, ihre Bewacher abzulenken und zu dann zu fliehen. Eine Zeitlang wird sie verfolgt. Doch sie findet eine Höhle, in der sie sich verstecken kann. Sie ist zunächst in Sicherheit.

Wie in ihren bisherigen Angstträumen ist die Höhle auch hier ein enger Raum. Aber zum ersten Mal empfindet sie die Enge nicht als Bedrohung, sondern sie gibt ihr das Gefühl jener mütterlichen Geborgenheit, von der sie in ihrer Kindheit offenbar nicht genügend bekommen hat.

4. Traum

Ich bin auf einem Bauernhof. Einige Gebäude sind alt, einsturzgefährdet und ein wenig unheimlich. Ich mag nicht gern hineingehen. Das Wohnhaus hat aber große Fenster. Die Räume sind hell und freundlich, doch ein wenig kahl. Ich habe das Gefühl, hier könnte ich mich einrichten. Ich werde viele Zimmerpflanzen aufstellen.

Einiges ist da noch immer unheimlich. Die Träumende wird hinschauen und weiter an ihren Ängsten arbeiten müssen. Doch im Vergleich zum Anfang der Traumserie hat sich ihre psychische Situation doch deutlich entspannt. Die Frau faßt offensichtlich mehr Lebensmut. Sie entwickelt mehr Initiative, ihr Leben umzugestalten und sich neu darin einzurichten. Die Zimmerpflanzen, die sie aufstellen will, sind hier Ausdruck ihres inneren Wachstums und von Lebendigkeit.

Wenn Sie die Traumsignale Ihrer Angst verstanden haben: gezielte meditative Arbeit am Problem

Begegnet einem ein und dieselbe Angsttraumbotschaft dreimal hintereinander, so ist es dringend an der Zeit, sich mit ihr auseinanderzusetzen. Das ist ein bewährter Grundsatz. Er gilt übrigens nicht nur für die Traumarbeit, sondern ganz allgemein für die Begegnung mit Problemen, Ideen, Menschen, Büchern, Tieren, Tatsachen und Sachen – eben für jede Auseinandersetzung mit der Welt.

Mir selbst geht es oft so: Nach einer ersten Begegnung mit einer Idee, einem Buch oder einem Problem geschieht zunächst nichts. Ich denke vielleicht über die Angelegenheit nach, wenn sie mich beeindruckt hat. Aber dann gerät sie meist wieder in Vergessenheit. Bei der zweiten Begegnung der gleichen Art werde ich stutzig. Ein Prozeß des Wiedererkennens, des Sicherinnerns tritt ein. Aber erst bei der dritten Begegnung erkenne ich klar, daß sie mich persönlich angeht, daß sie mir eine Botschaft sagen will. Ich versuche, diese Botschaft zu verstehen und dann entsprechend zu handeln.

Die Botschaft in der Angst finden

Manchmal ist es nicht ganz einfach, die Botschaft zu erkennen, die hinter unserer Angst steckt und die uns die Angst mitteilen will. Gezielte meditative Übungen können hier sehr hilfreich sein:

Übung 1: Der Angst begegnen

- Gehen Sie nach der Ihnen vertrauten Methode in den Zustand meditativer Entspannung.
- Lassen Sie jetzt Ihre Angst aufsteigen und wehren Sie sich nicht dagegen.
- Treten Sie mit Ihrer Angst in einen Dialog. Stellen Sie sich vor, die Angst nimmt Gestalt an. Lassen Sie sie vor sich auf einem Stuhl Platz nehmen und sprechen Sie mit ihr.
- Finden Sie heraus, welche Botschaft die Angst für Sie hat. Ist Ihre Angst realistisch?
- Achten Sie darauf, ob parallel zu Ihren Ängsten negative Gedanken zu Ihrem Wesen und zu Ihrer Person auftauchen, etwa in der Art: „Alles ist im Eimer. Ich bin erledigt. Ich wünschte, ich hätte das nie in meinem Leben getan. Ich bin so lahm. Ich bin so dumm." Solche negativen Dialoge haben die unangenehme Angewohnheit: Sie kehren in Form von negativen Gefühlen und Ängsten zu uns zurück. Und sie bewirken Mißerfolg nach dem Muster der sich selbst erfüllenden Prophezeiung.
- Übertreiben Sie Ihre Ängste. Gelingt es Ihnen, Humor darin zu finden?
- In welchen Bereichen Ihres Lebens sind Sie mit sich nicht einverstanden?
- Schreiben Sie, nachdem Sie Ihre Meditation beendet haben, auf einen Zettel oder in Ihr Traumtagebuch genau auf, wovor Sie Angst haben.

Übung 2: Die Angst loslassen

- Konzentrieren Sie sich einige Minuten lang, so wie Sie es gewohnt sind, nur auf Ihren Atem.
- Spüren Sie, wie Sie allmählich immer ruhiger werden.
- Hören Sie auf nachzudenken und entspannen Sie Ihren Verstand. Wenn Gedanken kommen, nehmen Sie sie einfach zur Kenntnis und lassen Sie sie dann los, so als ob die Gedanken durch Sie hindurchgingen.
- Senden Sie Liebe und Licht aus. Umgeben Sie sich und andere mit Licht.

- Treten Angst und Zweifel auf, so lassen Sie sie ins Licht gehen.
- Konzentrieren Sie sich auf das, was Sie erreichen wollen. Stellen Sie sich den gewünschten Ausgang Ihres Problems als Bild vor.
- Erinnern Sie sich selbst daran, daß Sie immer mehrere Entscheidungsmöglichkeiten zur Auswahl haben und eine Wahl treffen können.
- Erinnern Sie sich an die leisen Signale, die Sie empfangen haben, ehe Ihre Angst voll einsetzte. Erinnern Sie sich, daß überall, auch in Ihrer Angst, nützliche Botschaften für Sie verborgen sind.
- Stellen Sie sich vor, wie Sie – vielleicht umgeben von Ihren Freunden – in einer sehr schönen Situation eine Ihrer eigentlichen Lebensaufgaben erfüllen.

Übung 3: Ein Problem meditativ lösen

Die Angst stellt uns meist vor ein bestimmtes Problem in unserem Leben. Viele Menschen neigen dazu, Probleme allein über den Verstand zu lösen. Doch diese Methode greift zu kurz. Meditative Lösungen führen dagegen zu ganzheitlichen Veränderungen, die viele unterschiedliche Aspekte unserer Persönlichkeit berücksichtigen.

Vielleicht haben Sie das schon einmal erlebt: Sie schlagen sich erfolglos mit einem Problem herum, ärgern sich womöglich, weil sie mit der Lösung nicht weiterkommen. Sie versuchen, Abstand zu gewinnen, indem Sie erst einmal meditieren. Und dann geschieht es: In Ihrer Meditation sehen Sie das Problem auf einmal mit ganz anderen Augen. Sie finden die Lösung wie von selbst, ohne sich dabei angestrengt zu haben, einfach so, im Zustand der Entspannung.

Pir Vilayat Inayat Khan, Lehrer östlicher Weisheit im Westen, empfiehlt, sich zur Lösung eines Lebensproblems in meditativem Zustand drei Fragen zu stellen:[27]

---

[27] Pir Vilayat Inayat Khan: Der Ruf des Derwisch, Essen 1982
Safi Nidiaye: Meditation löst Lebensprobleme, Genf 1994

- Welche Qualität müßte ich entwickeln, um mit dem Problem besser umgehen zu können?
- Welche Qualität wird in der gegenwärtigen Phase meines Lebens offenbar immer wieder von mir gefordert?
- Welche Qualität besäße ich gern – unabhängig von meinen Problemen?

Diese äußerst wirkungsvolle meditative Methode eignet sich übrigens nicht nur zur Lösung von Angstproblemen, sondern für Probleme jeder Art, mit denen wir uns in unserem Leben herumschlagen.

Unter Qualitäten sind bei den drei Fragen zu dieser Übung Verhaltensweisen oder auch Eigenschaften zu verstehen.

Stellt man sich diese drei Fragen in der Meditation, so stößt man häufig auf drei oder nur zwei unterschiedliche Qualitäten. Manchmal kommt man sogar immer wieder auf ein und dieselbe Qualität zurück. Was bei Ihnen auch geschieht: Jede Qualität, die Sie dabei herausfinden, enthält *einen* Schlüssel zur Lösung des Problems. Manchmal tauchen gleich mehrere unterschiedliche Schlüssel auf, die sich alle zur Lösung des Problems eignen. Aber es kommt auch vor, daß sich nur ein einziger Schlüssel findet – der aber paßt.

Ein Beispiel hierzu: Eine junge Frau hat Probleme mit ihrem Chef. Der Chef ist sehr autoritär und setzt die Frau bei ihrer Arbeit zu sehr unter Druck. Oft ist sie anderer Meinung als er – zu Recht, wie sich hinterher meist herausstellt. Doch sie ist nicht in der Lage, sich so zu äußern, daß der Chef ihre Meinung wenigstens zur Kenntnis nimmt und sie ernsthaft prüft. Er fegt ihre Einwände einfach vom Tisch.

Bei rein verstandesmäßiger Betrachtung würde man auf die Frage, welche Qualität die Frau entwickeln muß, um sich besser durchzusetzen, auf Macht, Autorität oder Selbstbewußtsein tippen.

Bei meditativer Betrachtung ihres Problems stieß die junge Frau aber zunächst auf die Qualität Mitgefühl. Sie stellte sich konkret vor, wie Mitgefühl ihre Lage verändern würde. Dabei fand sie heraus, daß sie sich tatsächlich besser äußern könnte, wenn sie ihrem Chef Mitgefühl – statt wie bisher herablassend nur Mitleid – entgegenbringen würde. Sie versuchte jetzt zu fühlen, wie er sich fühlt. Auf diese Weise bekam sie einen Eindruck, welche Sorgen, Ängste und Schwierigkeiten ihn bedrücken. So gelang es ihr, sein Verhalten besser zu verstehen und zu akzeptieren. Vor allem verlor sie ihre Angst vor ihm. Durch diese Einstellung konnte sie für ihn zu einer gleichwertigen Geschäftspartnerin werden und sich so äußern, daß er sie auch verstand. Vorher war das wegen ihrer Angst und ihrer unterdrückten Feindseligkeit unmöglich gewesen.

Im zweiten Teil dieser Übung gelang es der jungen Frau, noch mehr Abstand zu gewinnen. Sie blickte jetzt auf die Lebensphase, in der sie gerade lebte, im ganzen. Dabei stieß sie auf andere Situationen in ihrem Leben, die ähnlich gelagert waren. Sie suchte nach der Qualität, die alle diese Situationen in ihr herauszufordern schienen, und fand heraus: „Macht" war das Thema, jene gesunde eigene Macht, die den Worten Kraft und dem Handeln Nachdruck gibt. Sie setzte Macht mit Mitgefühl in Beziehung. Dabei wurde ihr klar, daß sie durch das Entwickeln von Mitgefühl gleichzeitig an eigener Macht gewinnt. Sie beschloß daraufhin, beide Qualitäten in sich zu fördern.

Durch das gleichzeitige Verfolgen beider Ziele entsteht ein gesundes Gleichgewicht. Denn wer sich nur auf Macht konzentriert, wird leicht rücksichtslos und hartherzig. Und wer nur das Mitgefühl entwickelt, wird möglicherweise weich und manipulierbar. Das eine Ziel ergänzt also das andere. Wer beide zugleich übt, hält die Psyche im Gleichgewicht.

Im dritten Teil der Übung ließ sie schließlich ihr Problem weit hinter sich. Sie löste sich völlig von den einengenden Umständen ihres Lebens und fand zu einem Gefühl von Freiheit. Sie fragte sich, welche Qualität sie am liebsten besitzen möchte, ganz gleich wie die Probleme in ihrem Leben auch immer beschaffen sein mögen. Dabei tauchte ein Bild von strahlender Lebensfreude vor ihr auf. In ihren inneren Bildern sah sie sich tanzen, Purzelbäume schlagen, hüpfen und singen. Da plötzlich wußte sie, wonach sie sich die ganze Zeit gesehnt hat. Ihr Zauberwort war Freude, Lebensfreude. Durch dieses Erlebnis in ihrer Meditation entdeckte sie auch, daß Freude ein Zustand ist, der keinen äußeren Anlaß braucht. Sie erkannte in der Freude einen Zustand, in den sie jederzeit eintauchen kann, ganz gleich wie die äußeren Umstände gerade beschaffen sein mögen. Damit fand sie zugleich ein Stück Freiheit und Unabhängigkeit. Durch jede Qualität, die wir in uns entwickeln, werden wir freier und unabhängiger von den belastenden Umständen in unserem Leben.

Schließlich kehrte sie in Gedanken zu ihrer Problemsituation zurück und prüfte, ob die Qualität „Freude" nicht vielleicht ein noch besserer Schlüssel für ihr Problem ist als die beiden zuvor gefundenen Eigenschaften. Sie stellte sich konkret vor, bei der Arbeit und im Umgang mit ihrem Chef und den Kollegen voll Schwung, Optimismus und Lebensfreude zu sein. Sie sah dabei, daß sich die Situation dadurch entscheidend verändern würde. Und in der Tat: Die Fehler des Chefs verloren bald an Gewicht. Sein autoritäres Gehabe schüchterte sie weniger ein. Es war ihr weniger wichtig, recht zu haben. Darüber hinaus entdeckte sie: Es fiel ihr weitaus leichter, tolerant und mitfühlend zu sein, wenn sie sich voll Lebensfreude fühlte. Zusätzlich entdeckte sie ein ganz neues Gefühl von Macht und von Kraft in sich, das sie in dieser Form bisher noch nie erlebt hatte.

Diejenige Qualität, die sie losgelöst von ihren eigentlichen Problemen gewählt hatte, stellte sich hier zugleich als Schlüssel für ihre gesamte Lebenssituation heraus.

Trotzdem ist es wichtig, die beiden ersten Fragen in Pir Vilayats meditativem Modell nicht zu überspringen. Sie sind wichtige Schritte auf dem Weg der Selbsterkenntnis. Vielleicht möchten Sie ja mit jeder der Qualitäten arbeiten, die Sie auf allen drei Stufen gefunden haben. Das ist völlig in Ordnung. Manchmal kommt es sogar vor, daß sich auf allen drei Stufen ein und dieselbe Qualität findet.

Die **Übung** selbst geht so:

- Gehen Sie in den Zustand meditativer Entspannung mit Hilfe der Technik, die Sie gewohnt sind.
- Stellen Sie sich nun die Qualität vor, mit der Sie arbeiten möchten. Vertiefen Sie sich in die Betrachtung dieser Qualität und der mit ihr verbundenen Stimmung. Machen Sie sich bewußt, daß diese Qualität schon in Ihnen vorhanden ist, selbst wenn Sie sie bisher nicht oder nur in Ansätzen gelebt haben.

- Lassen Sie vor Ihrem inneren Auge ein Bild entstehen, das diese Qualität und Stimmung verkörpert. Wenn es eine Landschaft oder eine Situation ist, begeben Sie sich ganz in diese Landschaft oder Situation hinein. Bewegen Sie sich darin.
- Stellen Sie sich einen Menschen vor, der die Qualität, mit der Sie arbeiten wollen, in hohem Maße entwickelt hat. Setzen oder stellen Sie diesen Menschen in Ihrer Vorstellung vor sich hin. Spüren Sie seine Ausstrahlung. Versetzen Sie sich dann in diesen Menschen hinein. Spüren Sie, wie es ist, dieser Mensch zu sein und von der für ihn typischen Qualität durchdrungen zu sein.
- Erinnern Sie sich nun an Ihr Problem. Sehen Sie sich im vollen Besitz der gewünschten Qualität, am besten, indem Sie weiterhin eins bleiben mit der Vorbildgestalt. Wie würden Sie sich in der Situation verhalten, wenn Sie dieser Mensch wären? Wie würden Sie sich fühlen, bewegen, sprechen, denken, aussehen? Wenn Sie sich dies sehr lebhaft vorstellen, verändert sich ihre Haltung, selbst Ihr Gesichtsausdruck. Beobachten Sie weiter: Wie würden Ihre Mitmenschen auf Sie reagieren? Wie verändert sich Ihre Sicht der Probleme? Wie würde sich die Situation selbst verändern?
- Arbeiten Sie von nun an täglich mit dieser Qualität, indem Sie diese Meditation wiederholen, nicht mehr unbedingt in der gleichen Ausführlichkeit wie beim ersten Mal. Es genügt, sich Bild, Stimmung und Vorbild kurz zu vergegenwärtigen. Stellen Sie sich dann vor, wie der folgende Tag ablaufen würde, wenn Sie von dieser Qualität und Stimmung durchdrungen wären.
- Üben Sie diese Qualität, solange Sie das Bedürfnis danach spüren. Wählen Sie dann die nächste Qualität, oder lassen Sie die Arbeit mit Qualitäten eine Zeitlang ganz ruhen. Gehen Sie Ihren gewohnten Beschäftigungen nach. Oft treten Veränderungen auf, ohne daß wir selbst dies sofort wahrnehmen. Irgendwann, wenn wir zurückschauen, bemerken wir plötzlich, daß sich ein Problem erledigt und sich eine neue Qualität entwickelt hat.

Über Angstträume sprechen

Wer mit einem anderen Menschen ein Gespräch führt, bekundet Interesse an ihm. Er schenkt ihm Zeit, Aufmerksamkeit, Zuwendung, Vertrauen.

Im Gespräch sind Menschen beisammen. Gelingt das Gespräch, so kommt es zu einer Begegnung, in der etwas Entscheidendes geschieht. Das Gespräch ist die einzige akzeptable Form, Konflikte und Meinungsverschiedenheiten auszutragen. Und wenn in unserer Gesellschaft die Gewaltbereitschaft so stark ansteigt, so liegt eine wesentliche Ursache dafür ganz sicher in der nachlassenden Fähigkeit, miteinander zu sprechen.

In einem gelungenen Gespräch geht es nicht nur um Selbstdarstellung, sondern ebenso um Zuhörenkönnen. Gespräche bestehen aus Geben *und* Nehmen. Kommt eins dieser beiden Elemente immer wieder zu kurz, so bekommen die Gespräche „Schlagseite". Sie werden einseitig. Unzufriedenheit stellt sich bei mindestens einem Teilnehmer ein. Und schon gelingen die Gespräche nicht mehr.

Gespräche zu führen ist eine Kunst, die geübt werden will. Unsere Träume bieten reiche Chancen, die Fähigkeit, Gespräche zu führen, wieder neu zu beleben. Denn in unseren Träumen geht es immer um uns selbst, um unser Leben, wie wir es gestalten, um unsere Gefühle – alles Fragen, die für uns selbst entscheidend wichtig sind.

Indem wir über unsere Träume sprechen, nehmen die Träume Gestalt an. Wir reißen sie aus der Vergessenheit, in der sie sonst unweigerlich zu versinken drohen. Über unsere Ängste und Konflikte zu sprechen, ist immer schon ein Stück Bewältigung dieser Ängste und Konflikte. Denn was wir benennen können, das ist uns bewußt. Und an dem, was uns bewußt ist, können wir arbeiten. Angst, die benannt wird, verliert viel von ihrem Schrecken. Ein Konflikt, der benannt wird, kommt seiner Lösung einen entscheidenden Schritt näher, allein weil die Beteiligten ihn nicht länger unter den Teppich kehren. Liegen die Fakten offen auf dem Tisch, so kann eine Lösung des Konflikts gefunden werden, selbst wenn der Weg zur Lösung manchmal lang und beschwerlich zu gehen ist.

Über unsere Träume zu sprechen, setzt Vertrauen zum Gesprächspartner voraus. Aber zugleich bietet Traumarbeit die Chance, Vertrauen zu lernen. Das geschieht allein schon, wenn wir erfahren: Ich kann über die Dinge, die mich tief in meinem Inneren bewegen, mit jemandem reden. Mir geschieht dabei nichts. Traumarbeit bietet eine unschätzbar wertvolle Chance, unsere Beziehungen lebendiger zu gestalten. Das gilt für die Partnerbeziehung ebenso wie für Freundschaften, für die Familie ebenso wie für Gruppen jeder Art.

Beim Gespräch über unsere Träume bleibt nichts unverbindlich – im Gegensatz zum Party-Small-Talk und ihm verwandten Gesprächsformen, in denen trotz vieler Worte wenig geschieht.

Menschen, die gelernt haben, über ihre Träume zu sprechen, können offener mit ihren Emotionen umgehen. Sie verstehen sich selbst besser und können sich intensiver auf andere Menschen einlassen. Denn sie müssen nicht mehr ständig Mauern aus Angst und aus Mißverständnissen um sich herum aufbauen. Sie sind kontaktfähiger und vor allem friedensfähiger.

Traumarbeit im Rollenspiel

Rollenspiele bieten uns eine hervorragende Möglichkeit, auf unverbindliche Weise neue Verhaltensmuster zu erproben und einzuüben. Wir können so völlig neue Seiten unserer Persönlichkeit kennenlernen und entfalten. Angstträume geben uns dabei wertvolle Hinweise auf die Richtung, in der eine Veränderung alter Verhaltensweisen notwendig ist, weil unsere in der Kindheit erlernten Muster jetzt in der Erwachsenensituation nicht mehr so recht passen wollen.

Falls Sie Traumarbeit in einer Gruppe durchführen, ist es günstig, wenn der oder die Träumende selbst in mehreren Spieldurchgängen unterschiedliche Rollen aus dem eigenen Traum darstellt. Denn fast immer verkörpern die verschiedenen Personen, die im Traum vorkommen, unterschiedliche Seiten der Persönlichkeit der Träumenden.

Im Anschluß an das Rollenspiel lohnt es sich, ein kurzes

Gespräch zu führen: Wie haben sich die Beteiligten in ihrer Rolle gefühlt? Gab es Schwierigkeiten beim Spiel? Erkennt der oder die Träumende seinen/ihren Traum wieder? Oder haben sich beim Spielen Veränderungen eingeschlichen, die er/sie nicht akzeptieren kann?

Falls Sie Traumarbeit nicht in einer Gruppe, sondern allein durchführen, gibt es dennoch eine gute Möglichkeit, Ihren Traum szenisch darzustellen: Setzen Sie alle am Traum beteiligten Personen im Geiste auf Stühle um sich herum und beginnen Sie ein Gespräch mit ihnen. Fragen Sie zum Beispiel furchterregende Gestalten, die Ihnen in Ihrem Traum begegnet sind, danach, wer sie sind, was sie von Ihnen wollen, warum Sie Ihnen Angst einjagen, welchen Gewinn sie selbst davon haben. Wichtig ist, daß Sie mit diesen Gestalten aus Ihrem Traum Kontakt aufnehmen. Meist verlieren sie dabei bald an Schrecken und werden friedlicher. Am besten gelingt diese Art von Traumarbeit in meditativem Zustand.

Ein Traumtagebuch führen

Das Aufschreiben eines Traums allein ist schon eine erste intensive Auseinandersetzung mit dem Trauminhalt. Beim Aufschreiben wird uns vieles klar, was der Traum sagen will. Und Träume, die wir schriftlich festhalten, sind vor dem Vergessenwerden gerettet.

Das Führen eines Traumtagebuchs bietet die wertvolle Chance, unsere Träume über längere Zeiträume hinweg zu beobachten und zu vergleichen. Wir können erkennen: Welche Motive kehren regelmäßig wieder? Verändern sie sich in ihrer Aussagerichtung? Warum tauchen sie immer wieder auf? Zeigen sie Fortschritte oder Verschlechterungen bei der Bearbeitung einer Angstsituation, die uns vielleicht schon über weite Strecken des Lebens begleitet hat?

Das Aufschreiben eines Traums ist ebenso wie das Erzählen ein Schritt zur Selbsterkenntnis, zugleich aber auch schon zur Selbstheilung.

C. G. Jung verwendete Jahre seines Lebens darauf, seine Träume aufzuzeichnen und sich mit ihnen auseinanderzusetzen. Er war von der Gewalt seiner Träume so tief beeindruckt, daß er zunächst einmal seine Vorlesungen an der Universität aufgab. Er spürte, daß er noch viel zu wenig über sich selbst wußte. Die Träume, die in dieser Zeit des intensiven Selbststudiums aus ihm herausdrängten, bildeten die Grundlage seines ganzen späteren Lebenswerks.

Es gibt unterschiedliche Techniken, ein Traumtagebuch zu führen:

Sie können den Traum sofort beim Erwachen auf Tonband sprechen. Der Nachteil dieser Methode ist: Falls Sie nicht allein im Zimmer schlafen, könnte Ihr Partner bzw. Ihre Partnerin gestört werden. Deshalb empfinden es viele als angenehmer, sich einen Notizblock und einen Bleistift ständig neben dem Bett bereitzulegen und sofort beim Erwachen ihre Träume in ein paar Stichwörtern zu skizzieren. Bei einiger Übung schafft man das auch bei Dunkelheit. Am nächsten Tag können Sie dann Ihre nächtlichen Notizen in Ruhe ausführlich in Ihr Traumtagebuch übertragen.

Günstig ist es, jedem Traum eine Überschrift zu geben. So finden Sie ihn später leichter wieder. Und zugleich liegt darin schon Deutungsarbeit. Denn Sie müssen dabei ja überlegen, um welches Thema es in dem Traum geht.

Lassen Sie am besten in Ihrem Traumtagebuch immer eine Spalte Platz frei, damit Sie später Bemerkungen oder Deutungsversuche ergänzen können.

Jede Traumeintragung sollte mit dem Datum versehen werden, auch mit Hinweisen über besondere Umstände und Erlebnisse in der Zeit, als dieser Traum auftrat.

Stellen Sie Ihre Angstträume in Bildern dar

Versuchen Sie, besonders schlimme Angstträume zu zeichnen oder zu malen. Sie brauchen dafür kein geborenes Kunsttalent zu sein. Es kommt nur darauf an, daß Sie selbst sich durch das optische Gestalten mit dem Trauminhalt auseinandersetzen. Niemand braucht Ihre Bilder zu sehen und erst recht nicht zu begutachten. Zeichnen oder malen Sie, wenn Sie ganz allein und ungestört sind. Manchmal tritt dabei als

Nebenwirkung ein, daß jemand plötzlich im Erwachsenenalter ein neues kreatives Talent an sich entdeckt.

Aber eigentlich geht es darum, eine Ausdrucksmöglichkeit für die eigenen Ängste und Konflikte zu finden. Und dafür eignen sich alle Formen der optischen Darstellung von Konflikten eben besonders gut, wie die Erfahrungen in der Therapie immer wieder zeigen.

Zusammenfassung: Ein paar Hinweise, die für das Gelingen der Traumarbeit wichtig sind

- Suchen Sie sich für das Gespräch über Ihre Träume Menschen aus, zu denen Sie Vertrauen haben oder Vertrauen entwickeln können.
- Wählen Sie für das Gespräch über Träume einen Zeitpunkt, zu dem alle Beteiligten ungestört sind und nicht unter Zeitdruck oder anderen Streßfaktoren zu leiden haben.
- Beim gemeinsamen Herausfinden der Traumbotschaft haben immer diejenigen den Vorrang, die den Traum erzählt haben.
- Niemandem darf eine Deutung aufgedrängt werden, die er oder sie nicht selbst akzeptieren kann.
- Achten Sie auf die Gefühle der Träumenden, die sie mit ihrem Traum verbinden.
- Nehmen Sie ein Traumlexikon mit psychologischen Deutungen zu Hilfe, wenn Sie mit der Deutung nicht weiterkommen.
- Achten Sie auch auf Einzelheiten des Traums, die scheinbar nebensächlich sind. Sie enthalten oft wichtige Hilfen für das Verständnis der Traumbotschaft.
- Spielen Sie Träume mit verteilten Rollen, falls mehrere Personen in Ihrem Traum vorkommen. Solche „Rollenspiele" können Sie auch allein durchführen, indem Sie die in Ihrem Traum vorkommenden Personen im Geiste auf Stühle vor sich setzen und mit Ihnen sprechen.
- Meditieren Sie Ihren Traum. Stellen Sie sich eine wichtige Szene aus Ihrem Traum als Bild vor. Gehen Sie in das Bild hinein und bringen Sie Ihren Angsttraum zu einem positiven Ende.

- Schreiben Sie Ihre Träume in einem Traumtagebuch auf. Geben Sie jedem eine Überschrift.
- Malen oder zeichen Sie Bilder von Ihren Träumen. Sie können dabei vollkommen neue kreative Fähigkeiten in sich entdecken und finden leichter positive Traumlösungen.

Teil 4

Lebenskrisen: Wie sie sich in der Traumarbeit darstellen und verändern

Typische Lebenskrisen, die uns im Traum immer wieder begegnen: Möglichkeiten und Grenzen der Selbsthilfe

Weil unser Geist von der Angst so oft in einen Zustand der Verwirrung geworfen wird, haben wir die Fähigkeit verloren, mit den wunderbaren Dingen des Lebens in Kontakt zu kommen. Es ist, als stünde eine Mauer zwischen uns und dem Reichtum der Welt dort draußen, und wir sind empfindungslos geworden für die heilenden Dinge in der Welt, weil wir sie nicht erreichen können.

Thich Nhat Hanh, west-östlicher Meditationslehrer

Die Angst der Menschen ist so vielfältig wie das menschliche Leben selbst: Sie beginnt mit der Todesangst des Noch-Nicht-Geborenen während des Geburtsvorgangs, die uns in Angstträumen manchmal noch über weite Strecken unseres Lebens begleitet. Traten während des Geburtsvorgangs Komplikationen auf, so drückt sich die damit für das Kind verbundene Angst oftmals noch im Erwachsenenalter in Träumen aus. Die Träumenden müssen darin scheinbar endlos lange Zeit durch eine immer enger werdende Röhre kriechen, in der sie schließlich steckenbleiben und zu ersticken drohen.

Dann ist da auch die Angst der vielen Depressiven, die allein nicht wieder aus dem Grau ihrer Hoffnungslosigkeit herausfinden; oder die Angst der Opfer, sogar der Täter des Holocausts, die Angst der Kriegsveteranen des Zweiten Weltkriegs bis hin zu Vietnam oder dem Golfkonflikt. In den Alpträumen der Beteiligten meldet sie sich noch Jahrzehnte später immer wieder.

Da ist schließlich auch die Angst all der mißbrauchten

Kinder, der vergewaltigten Frauen, der unzähligen Opfer von Gewalt überhaupt. Sie kann die von ihr Betroffenen ein Leben lang niederdrücken. Therapeutischer Hilfe ist dann notwendig.

Alle diese vielfältigen Ausformungen der Angst darzustellen, würde weit über den Rahmen dieses Buchs hinausgehen. Deshalb ist es notwendig, diese Darstellung auf solche Krisen zu beschränken, die für das Leben eines jeden Menschen typisch sind. Denn dieses Buch will ja in erster Linie Hilfe zur Selbsthilfe bieten, indem es Laien ermöglicht, mit ihren persönlichen Krisen sicherer umgehen zu lernen.

Angstträume bei Kindern

Wir können die Ängste unserer Kinder nur verstehen, wenn wir bereit sind, uns in sie einzufühlen. Sich in einen anderen Menschen einzufühlen, setzt aber voraus, die eigenen Gefühle lebendig erleben zu können. Das Verständnis für Kinderängste beginnt deshalb bei unserer eigenen Angst. Wovor hatte ich als Kind Angst? Und was ängstigt mich heute?

So unterschiedlich die Ängste der einzelnen Kinder sind, so verschieden stellen sie sich auch in ihren Träumen dar.[28] Da ist die Angst vor der Dunkelheit und vor dem Alleinsein, die in Kinderträumen einen sehr breiten Raum einnimmt; oder die Angst vor dem Tod des Lieblingstiers, der Eltern oder gar vor dem eigenen Tod. Und immer stärker spiegelt sich in den Kinderträumen inzwischen auch die Angst vor der Zerstörung des Lebensraums Erde und vor einem möglichen Atomkrieg wider. Trotz dieser scheinbaren Vielfältigkeit läßt sich ein durchgehendes Grundmotiv, ein gemeinsamer Nenner, in den Angstträumen der Kinder erkennen: die Angst vor Trennung und vor dem Verlassenwerden.[29]

Aber haben wir diese Erfahrung nicht alle früher oder später durchleben müssen? – Niemandem bleibt der Schmerz er-

---

[28] Günter Harnisch: Was Kinderträume sagen, Freiburg i. Br. 1995

[29] Horst Petri: Kinderängste, in: Hans Jürgen Schultz (Hrsg.), Angst, 2. Auflage, Stuttgart 1988, 46 ff.

spart, von einem ihm nahen Menschen verlassen zu werden, sei es durch Scheidung, Trennung oder Tod der Eltern, eines nahen Angehörigen oder durch den Tod eines Freundes. Entscheidend ist der Zeitpunkt: Die hohen Scheidungsraten, die berufsbedingte Abwesenheit der Eltern, das hohe Maß an Früherziehung kleiner Kinder außerhalb der Familie, Hektik und Streß in unserer Lebensführung, der Ausgleich durch Ersatzbefriedigungen jeder Art, vor allem durch extrem hohen Medienkonsum – das alles sind Gründe, die ineinandergreifen und sich gegenseitig verstärken. Sie lassen unsere Kinder in frühem Alter ungewöhnlich viel an Ungeborgenheit und innerer wie äußerer Verlassenheit erfahren. Hinzu kommt: Schon Kinder spüren heute – spätestens seit Tschernobyl – sehr genau, daß ihr Leben durch globale Gefahren bedroht ist. Der folgende Traum eines Grundschülers spiegelt diese Bedrohung deutlich wider:

Ich ging zusammen mit meinen Eltern und Geschwistern durch eine öde und menschenleere Gegend. Wir kamen durch Städte und durch Dörfer. Aber überall waren die Häuser leer und kaputt. Die Bäume sahen kahl und verbrannt aus. Viele waren umgeknickt. Es war sehr heiß, und ich hatte schrecklichen Durst. Aber es gab kein Wasser. Dann sah ich, wie bei meinen Eltern und Geschwistern die Haut so merkwürdige Blasen zog. Ich dachte, jetzt müßten sie sterben. Da bin ich vor Angst aufgewacht.

Ausweglos, aber eher aus familiären Gründen, erscheint auch die Situation eines zehnjährigen Jungen, der folgenden Traum erzählt:

Ich lag im Bett und wollte aufstehen. Aber nach jeder Seite, wo ich versuchte, aus dem Bett zu kommen, war eine Wand. Ich konnte nicht aus dem Bett herauskommen.

Der Junge hatte trotz normaler Begabung zunehmend Lernschwierigkeiten in der Schule. Er wurde nicht versetzt und kam deshalb aus seiner gewohnten Umgebung heraus in eine neue Klasse, in der er noch unter Eingewöhnungsschwierigkeiten litt. Sein Vater war einige Monate zuvor tödlich verunglückt. Die Mutter arbeitet den ganzen Tag außer Hauses. Diese Häufung an Trennungs- und Krisensituationen ließ ihn seine Lage als hoffnungslos erscheinen.

Wie Kinder aus ihren Träumen lernen können: Konkrete Hilfen

Letztlich ist es nicht möglich, unsere Kinder vor Verletzungen, Schmerzen, Trennungen, Unfällen oder vor einer Katastrophe zu bewahren. Aber wir können achtsam gegenüber ihren Träumen sein, die Ängste und Verletzungen widerspiegeln. Und wir können ihnen helfen, ihre „Angstgeschichten" zu einem guten Ende zu bringen. Es ist nicht so schwer, die Kinder zu ermutigen, uns ihre Träume mitzuteilen, besonders ihre Angstträume. Wir können ihnen helfen, ihre Angstträume zu einem positiven Ende hin weiterzuträumen: Wenn sie im Traum abstürzen, können wir ihnen zeigen, wie sie sanft landen, wie sie fliegen lernen oder einen Haufen aus Stroh oder Matratzen errichten, der den Aufprall abfedert. Wenn sie von Monstern gejagt werden, können wir ihnen beibringen, wie sie die Bestien zähmen, indem sie mit ihnen sprechen, ihnen etwas zu Fressen geben oder sie einfach nur anstarren, ähnlich wie jener Junge in Sendaks Kinderbuch „Wo die wilden Kerle wohnen"[30]. Er zähmt die Traummonster mit einem Zaubertrick, indem er ihnen, ohne mit der Wimper zu zucken, in ihre gelben Augen starrt. Anhand solcher Literatur läßt sich Traumarbeit mit Kindern wunderbar durchführen.

Manchmal können Kinder ihre Träume besser mitteilen, indem sie sie nachspielen oder zeichnen. Wenn sie das Monster erst einmal auf Papier gebannt haben, können Sie sie ermutigen, einen Käfig drumherum zu zeichnen oder auf ihrem Bild Helfer hinzuzufügen. Indem Sie die Frage stellen „Was kannst du tun, damit dieser Traum besser ausgeht?", helfen Sie Ihrem Kind, positive Bewältigungsstrategien zu entwickeln. Ihr Kind erfährt dabei zugleich, daß es mit seinem Angstproblem nicht allein dasteht.

---

[30] Maurice Sendac: Wo die wilden Kerle wohnen, Zürich 1967

Richten Sie als feste Gewohnheit einmal in der Woche in Ihrer Familie einen „Traumtag" ein, an dem jeder seinen schönsten oder schlimmsten Traum oder alle beide erzählen darf. Sie können dann gemeinsam nach einer positiven Lösung der Angstträume suchen. Kinder erfahren dabei zugleich, daß auch Erwachsene manchmal unter Ängsten zu leiden haben und daß schöne und häßliche Träume im Wechsel auftreten können. Das gibt Trost. Vor allem aber erleben sie bei solcher Art von Traumarbeit Vertrauen und Geborgenheit in ihrer Familie – eine Erfahrung, die Kindern heute oft am meisten fehlt.

Angst vor der Sexualität: Ein Pubertätsproblem – und doch viel mehr

Angst vor der Sexualität – gibt es das wirklich? Wir leben im Zeitalter der perfekten Aufgeklärtheit und der sexuellen Revolution. Und doch existiert diese Angst nach wie vor. Nur ihre Ursachen sind andere geworden.

Unsere Einstellung zur Körperlichkeit hat sich während der letzten Jahrhunderte verändert. Sexualität war vor drei- bis sechshundert Jahren sehr viel öffentlicher als heute. Es galt früher durchaus als üblich, wenn fünf bis sechs Personen nackt und ohne Nachthemd in einem einzigen Schrankbett schliefen. Man saß in öffentlichen Badehäusern gemeinsam mit anderen Fremden in derselben Badewanne und übernachtete in den Herbergen zusammen mit wildfremden Menschen in einem Bett. Auch der Vollzug sexueller Handlungen spielte sich vielfach in der Öffentlichkeit ab.[31] Kaum jemand fand das ungewöhnlich.

Selbstverständlich gab es früher auch sexuelle Ängste. Aber sie waren anders beschaffen als heute: Es war eher die Angst vor sündigen außerehelichen Beziehungen, die durch Schwangerschaft und Geburt erkennbar würden. Andererseits waren aber durch die größere körperliche Offenheit auch die sexuellen Versuchungen größer.

---

[31] Tobias Brocher: Angst vor Sexualität, in: Hans Jürgen Schultz (Hrsg.), Angst, 2. Auflage Stuttgart 1988, 144 ff.

Heute hat die Angst vor Sexualität eine ganz andere Beschaffenheit. Es sind eher Vollkommenheitsansprüche, die gerade den jungen Menschen zu schaffen machen. Sie beziehen sich auf die Angst, den Vorstellungen von sexueller Leistung nicht zu genügen. Zwar gab es auch früher schon bei Männern die falsche Vorstellung, ihre sexuelle Leistungsfähigkeit hänge von der Größe ihres Gliedes ab. Ebenso glauben noch heute Frauen, ihre sexuelle Anziehungskraft sei von der Größe ihrer Brüste abhängig. Hinter solchen Ängste stecken unsinnige Vorstellungen, die manche Medien nach wie vor verbreiten. Für viele junge Menschen entstehen daraus Fantasien von Superorgasmen, die nur ein Supermann oder eine Superfrau erreichen können. Damit gerät Sexualität schnell in den Bereich eines Leistungsdenkens, wie es für unsere Gesellschaft typisch ist. Da dieser unrealistisch hohe Leistungsanspruch aber nicht erreicht wird, treten Angst, Selbstzweifel und Enttäuschungen verstärkt auf. Angst vor der Sexualität führt dann häufig zu einer Flucht in sexuelle Fantasien anstatt zur notwendigen Auseinandersetzung mit der Wirklichkeit.

Die Angst junger Männer vor dem Verschlungenwerden hält sich zäh über die Generationen hinweg etwa in der Legende vom Scheidenkrampf, durch den das männliche Glied beim Verkehr eingeklemmt werden könne – ein in der Wirklichkeit niemals vorkommendes Ereignis. In solchen Fantasien äußert sich die unbewußte Angst vor der Abhängigkeit und Macht der Frauen.

Umgekehrt besteht bei jungen Mädchen oft noch immer die Angst vor der Gewalt des eindringenden Gliedes beim ersten Verkehr, die mit Blut und Schmerzen verbunden sein könnte. Diese Angst hat auch eine Schutzfunktion: Sie signalisiert, daß für dieses Mädchen zu diesem Zeitpunkt mit diesem Partner eine angstfreie Hingabe eben noch nicht möglich ist.

Solche Ängste treten erstaunlicherweise nach wie vor auf, obwohl die Heranwachsenden heute extrem aufgeklärt sind und ihr sexuelles Experimentierverhalten sehr viel früher beginnt als noch in der Generation ihrer Eltern.

Sexuelle Angstträume kommen in sehr unterschiedlichen

Bildern vor. Sehr häufig treten bei jungen Männern wie bei jungen Mädchen Schlangenträume auf. Bei männlichen Jugendlichen verkörpern sie meist das eigene Geschlechtsorgan, bei jungen Frauen eher die Angst vor diesem Organ. Die Angst vor gefährlichen Stieren, Bullen oder ganzen Herden dieser Tiere kommt bei beiden Geschlechtern vor. In ihnen drückt sich die als überwältigend gefährlich empfundene Kraft der beginnenden Sexualität aus. Oft handeln die sexuellen Angstträume Jugendlicher davon, daß Früchte gegessen werden sollen, deren phallische Form deutlich sagt, was gemeint ist. Manchmal handelt es sich auch um Brötchen, die seit uralter Zeit Nachbildungen der männlichen oder weiblichen Geschlechtsorgane sind. Oft sind da auch Feuerträume. In ihnen drückt sich das Angreifende, Verzehrende der Sexualität, aber auch die Glut dieses Lebensgefühls aus, das jetzt neu und noch beängstigend in das Leben dieses jungen Menschen tritt. Manche Jugendliche fühlen sich in ihren Träumen von den anderen ausgeschlossen, andere haben wilde Pferde zu bändigen, was ihnen nicht gelingen will. Viele träumen von Flußübergängen, bei denen die Brücke (zwischen Kindheit und der Erwachsenenwelt) schwankend, zu schmal und ohne sicherndes Geländer ist. Häufig sind die Träumenden unangemessen oder überhaupt nicht bekleidet. Sie schämen sich deswegen.

Sexuelle Angstträume sind trotz der Vielfalt der Bilder, in denen sie sich darstellen, meist verhältnismäßig leicht zu deuten. Hierzu ein paar Beispiele:

Eine 15jährige träumt, als die Beziehung zu ihrem Freund intimer wird:

Ich bin beim Arzt und soll eine Spritze in den Po bekommen. Eigentlich fühle ich mich nicht krank. Als der Arzt mit der riesigen Spritze kommt, schreie ich und werde davon wach.

Ebenfalls von einem jungen Mädchen stammt folgender Traum:

Ich sehe, wie ich einem Vogel, der einen langen Schnabel hat, ein Stück Fruchtfleisch hinlege. Er frißt davon. Ich habe

Angst, daß er mich dabei mit seinem Schnabel verletzen könnte.

Ein 16 Jahre alter Junge träumt:

Ich schwimme nackt in einem See. Ich kann den Grund des Sees nicht erkennen und habe deshalb ein etwas unangenehmes Gefühl. Dann schwimmt unter mir ein großer Krebs oder ein Hummer. Er kneift mich mit seinen Scheren in mein Glied und klemmt es ein. Ich habe Angst, er könnte es mir abzwicken.

Der Umgang mit sexuellen Angstträumen: Konkrete Hilfen

– Sexuelle Angstträume kommen nicht nur bei Jugendlichen vor. Treten sie gehäuft im Erwachsenenalter auf, so können sie auf eine Störung hinweisen. Bestehen tatsächlich Schwierigkeiten im sexuellen Erleben, so empfiehlt es sich, therapeutische Hilfe in Anspruch zu nehmen.

– Als Eltern von Jugendlichen, bei denen öfters sexuelle Angstträume auftreten, könnten Sie ein offenes Gespräch suchen. Besteht eine genügend sichere Vertrauensgrundlage, so lassen sich im Gespräch oft viele Unsicherheiten und Ängte vor der Sexualität auflösen.

– Versuchen Sie, sexuelle Angstträume zu einem positiven Ende zu führen. Das kann, muß aber nicht zwingend im meditativen Entspannungszustand geschehen.

– Treten Träume vom Gejagtwerden und von als massiv erlebten Angriffen auf die eigene Persönlichkeit immer wieder auf, so kann darin ein Hinweis auf eine tatsächliche erlebte sexuelle Mißbrauchssituation liegen. Das gilt jedenfalls dann, wenn solche Angriffe im Traum mit dem Tod des Opfers enden. Bei sexuell mißbrauchten Frauen kommen auch häufig Träume von Einbrechern oder Eindringlingen vor, die vor allem in den Intimbereichen der Wohnung, beispielsweise im Schlafzimmer oder im Badezimmer stattfinden. Sexueller Mißbrauch hinterläßt meist tiefe Spuren in der Psyche der Opfer. Deshalb ist es ratsam, die erlittenen Verletzungen in einer Therapie aufzuarbeiten.

Die Angst vor Trennung und Scheidung in Traum und Wirklichkeit

Krisenerscheinungen nach der Trennung

In Deutschland wird inzwischen ungefähr jede dritte Ehe geschieden, in Amerika bereits jede zweite. Tendenz: ansteigend.

Mit einer Scheidung ist in jedem Falle eine ganze Kette von Ereignissen, von Ortsveränderungen und Eingriffen in bisher bestehende Beziehungsgeflechte verbunden. Das Leben aller davon Betroffenen verändert sich einschneidend und dauerhaft.

Fast immer gibt es bei Scheidungen Gewinner und Verlierer. Ziemlich selten kommt es vor, daß es nach einer Scheidung allen Betroffenen besser geht. Wenn es geschieht, dann vor allem bei Familien, in denen langanhaltende Konflikte bestanden oder die Partner sich mit körperlicher Gewalt auseinandergesetzt haben. Doch in den allermeisten Familien profitiert einer der beiden Partner mehr von der Scheidung als der andere. Meist geht es dem Partner, der die Scheidung betreibt, hinterher besser. Für den anderen Partner aber kann die Scheidung tragische Auswirkungen haben, die sich oft noch bis zu zehn, zwölf oder gar fünfzehn Jahre später zeigen.[32]

Mit der Scheidung verbunden sind fast immer Gefühle von Trauer, Enttäuschung und des Bedauerns selbst bei dem Partner, für den die Scheidung zunächst eine Erleichterung bedeutete. Für Frauen sind die Monate unmittelbar vor und nach der Scheidung meist die härtesten. Bei Männern treten Gefühle des Bedauerns eher schleichend und über einen längeren Zeitraum auf. Männer wie Frauen leiden auf gleiche Weise nach der Scheidung stark unter dem Gefühl, versagt zu haben. Sie fühlen sich sozial entwurzelt und verlieren ihr Selbstwertgefühl. Frauen fühlen sich häufig unattraktiv und äußerst einsam. Im ersten Jahr nach der Scheidung ist das Anfälligkeitsrisiko für Krankheiten aller Art und für psychische

[32] Judith Wallerstein/Sandra Blakeslee: Gewinner und Verlierer, Frauen, Männer, Kinder nach der Scheidung, München 1992. 7f., 10f.

Störungen besonders hoch. Es kommt sogar gehäuft zu Todesfällen jeder Art. Der Verlust eines Partners, der unserem Leben Bedeutung gab, schafft in der Regel einen starken psychischen und körperlichen Streßzustand. Der gesamte Organismus gerät in hohe Alarmbereitschaft, so als ob unser Leben bedoht sei. Nach dem ersten Schock tritt neben Angst meist auch Hilflosigkeit auf und ein Gefühl der Resignation, das dann den Nährboden für Depressionen bildet.

Obwohl die Zahl der freiwillig Alleinlebenden in unserer Gesellschaft ständig zunimmt, ist der Mensch offenbar doch eher als Gemeinschaftswesen angelegt. Das Bedürfnis nach Kontakt und nach Zuwendung bestimmt von frühester Kindheit an unser Leben. Untersuchungen bestätigen immer wieder, daß Menschen mit nur wenigen oder schlecht funktionierenden persönlichen Beziehungen einem größeren Unfall-, Krankheits- und Todesrisiko ausgesetzt sind. Auch treten bei ihnen gehäuft psychische Störungen auf.

Wie sich Trennungskrisen in den Träumen darstellen

Beträchtliche Unterschiede bestehen in der Art und Weise, wie Menschen mit der Trennungskrise umgehen. Davon hängt wiederum ab, wie schnell sie und wie sicher sie die Krise überwinden.

Krisenträume zeigen meist sehr deutlich, wie jemand mit der Trennungssituation umgeht. An den Träumen läßt sich klar erkennen, ob Resignation vorherrscht oder aber die Bereitschaft, sich aktiv mit der schwierigen Lebenssituation auseinanderzusetzen und so – von neuem oder jetzt zum erstenmal – den Weg zu einem erfüllten Leben zu finden.

Gisela von Krogh, Diplompsychologin und Mutter zweier Söhne, geriet um die Lebensmitte in ihre persönliche Trennungskrise und mitten hinein in den Konflikt: auf der einen Seite die positive Aussicht, frei zu werden von den schmerzenden Bedingungen einer gescheiterten Beziehung, auf der anderen den Verlust von Sicherheit, Geborgenheit und Gütern ertragen zu müssen. In dieser Situation fühlte sie sich von Angst gelähmt, bis ihr ein Traum den entscheidenden Impuls zum Handeln gab:

Ich träumte, ich befände mich mit meinen Kindern und meinem Mann in einer mir gleichzeitig fremden und doch vertrauten Wohnung in einem großen Haus. Wir waren dabei, unsere Sachen zu packen. Es sah nach Umzug aus. Plötzlich schlugen aus den Fenstern des gegenüberliegenden Hochhauses Flammen empor. In rasendem Tempo breitete sich das Feuer aus. Es war abzusehen, daß es sehr bald auch uns erreichen würde.

Ich geriet in Panik, wollte schnell das Haus verlassen. Aber meine Kinder wollten nicht mit. Wie gebannt starrten sie in das Inferno. Ich flehte meinen Mann an, er solle mir helfen, die Kinder vor den Flammen zu retten. Doch aus großen Augen schaute mich seine Traumgestalt einen beängstigenden Augenblick lang nur an und löste sich dann wortlos auf. Ringsum zerbarsten die Häuser. Funkenwolken wirbelten durch die Luft und verdunkelten unsere Fenster.

Mit Gewalt zerrte ich die Kinder die Treppe hinunter nach draußen. Frühlingsstimmung empfing uns. Kein Feuer weit und breit. Doch alsbald umklammerten monströse Unterwassertiere meine Beine, schlugen mir ihre Tentakel um den Körper und versuchten, mich mitsamt den Kindern in meinen Armen zu erdrücken. Mit verzweifelter Anstrengung gelang es mir schließlich, sie abzustreifen. – Aber noch immer war der Traum nicht zu Ende:

In der Ferne sah ich auf einem Podest eine leuchtende Knabengestalt stehen. Sie war umringt von geharnischten Gnomen. Die drängten sich um das Podest und bewarfen den Knaben mit blitzenden Messern. Schwerelos, wie verzaubert bewegte ich mich auf diese Gruppe zu und befahl den Angreifern, mir ihre Helme und Messer zu geben und den Knaben in Ruhe zu lassen. Sie zögerten, wollten auch mich angreifen, aber dann legten sie ihre Waffen in meine aufgehaltene Schürze. Mit demütiger Gebärde verbeugten sie sich dabei und verschwanden aus dem Traum. Auch die Knabengestalt löste sich auf.

In mir breitete sich Ruhe aus. Mit meinen Kindern an der Hand verließ ich den Ort. Vor uns in einem Tal sah ich ein überdimensionales Mandala. Es bestand aus leise summenden, sich wiegenden Menschen. Zu ihnen gingen wir und füg-

ten uns wie selbstverständlich in ihre Reihen ein. Weit hinter uns verglühten die Häuser.

Aus diesem Traum wachte die Träumende mit der Gewißheit auf: „Du wirst es schaffen!" Und sie beschreibt ihre Gewißheit näher: „‹Es›, das war der nötige, aber immer wieder verdrängte Wechsel von einer vertrauten, wenn auch unerträglich gewordenen Welt in eine unbekannte, neue: Die Trennung von meinem Mann stand bevor. So unerbittlich wie der Traum mir das Zusammenbrechen der gewohnten Umgebung vor Augen führte, hatte ich es mit Bewußtheit noch nicht gewagt zu sehen. Denn was alles wird mobilisiert, wenn man seinen vorgegebenen Weg verläßt! Die Liste der Ängste ist lang. Um sie nicht wahrnehmen zu müssen, hatten mir die Urviecher des Traumes im Wachzustand die Augen blind, die Ohren taub und den Mund stumm gemacht. Wie lange schon quälte ich mich auf der Stelle, weil ich nicht wagte anzunehmen, was wir gemeinsam angerichtet hatten!"[33]

Die Träumende lernte aufgrund dieses einen Traumes, an ihre eigene Kraft zu glauben. Sie verstand seine Botschaft, die ihr sagen wollte: „Alles, was du brauchst, um dein und das Leben deiner Kinder selbstverantwortlich in die Hand zu nehmen, hast du in dir. Sitz also nicht tatenlos rum! Fang an! Tu etwas! Jetzt! Wer dem Inferno entfliehen, Ungeheuer abschütteln und Quäler entwaffnen kann, dem wird es auch gelingen, seinen eigenen Platz zu finden." Indem sie diese Botschaft annahm, gelang ihr der erste gewaltige Schritt in Richtung Selbstentfaltung.

Ein anderes Beispiel: Helen, von Beruf Anwaltsgehilfin, lebt in den USA. Sie empfand den Weg durch ihre Scheidungskrise als so niederschmetternd, daß sie öfters daran dachte, ihr Leben zu beenden. Sie stammt aus einer religiösen, emotional eng verbundenen Familie und wuchs zusammen mit mehreren Geschwistern in wirtschaftlich bescheidenen Verhältnissen auf. Ihre Eltern stellten beruflich hohe Erwartungen an

[33] Gisela von Krogh: Emanzipation macht angst, in: Hans Jürgen Schultz (Hrsg.), Angst, 2. Auflage, Stuttgart 1988, 116ff.

ihre Kinder, konnten ihnen aber kein Studium finanzieren. Helens Traumziel war, Jura zu studieren. Ihre Ausbildung am College hatte sie sich selbst finanziert. Nach wenigen Ehejahren kam sie dahinter, daß ihr Mann eine Affaire hatte. Sie war außer sich. Ihr Mann aber sah das Ganze locker und meinte, es sei nichts Ernstes. Sie stellte ihn jedoch vor die „Wahl". Er wählte und verließ sie.

Die Trennungskrise spiegelte sich in Helens Träumen so wider:[34]

Traum 1: *Ich stieg in die Hochbahn und wollte irgendwohin fahren. Aber ich kam immer wieder zur gleichen Stelle zurück. Ich machte immer wieder diesen großen Bogen. Ich kam nirgendwohin. Ich landete immer wieder da, wo ich losgefahren war. Und dann war ich plötzlich im Büro, und dieser Mann fragte mich, wie es käme, daß ich nicht arbeitete. Ich erinnere mich, daß ich mich sehr schuldig fühlte und mich fragte, warum ich nicht arbeitete.*

Traum 2: *Ich wurde gefragt, wann Dick mich um die Scheidung gebeten habe, und ich erklärte es ihnen. Dann lief das Ganze plastisch vor mir ab. Aber nicht so, wie es wirklich war. In meinem Traum gingen wir in ein Restaurant, ich und Dick und meine jüngere Schwester und einige andere. Wir saßen am Tisch und tranken Bier, und eine Kollegin sagte: „Oh, sie haben Lagerbier. Ob sie's wohl auch aufwärmen?" So fragte ich die Kellnerin, ob sie das Bier aufwärmen würde. „Ja", sagte sie, „wir haben eine Mikrowelle." Ich nahm dann ein Glas Bier und wärmte es auf. Und als ich zurückkam, sagte Dick: „Ich lasse mich von dir scheiden. Ich verlasse dich." Und er stand auf und ging weg.*

Traum 3: *Ich ging hinter einer Schule entlang und sah ein Kind, das mit einem kleinen Hund spielte. Er war so klein, einfach winzig. Ich ging hin, um mit ihm zu spielen, und er hat mich vollgeschissen. Meine Schwester war dort, sie*

---

[34] Rosalind Cartwright/Lynne Lamberg: Krisenträume, Hamburg 1996, 135 ff.

meinte, wie niedlich er sei, und daß kleine Hunde so etwas nun mal machen.

In allen drei Träumen ist das Bild, das Helen von sich selbst hat, ziemlich negativ: Sie drehte sich im Kreis. Sie ging ihrer Arbeit nicht nach. Ihr Mann ließ sie öffentlich fallen, während sie versuchte, ein wenig Lebensfreude noch aufzuwärmen. Sie fühlte sich buchstäblich angeschissen.

Wie schaffte Helen den Weg aus der Krise? – Zunächst einmal fand sie viel Unterstützung durch ihre Schwestern, Freunde, Kollegen und Vorgesetzte. Hinzu kam: Sie verfügte über die Fähigkeit, ausgesprochen kreativ zu träumen. Und sie arbeitete an ihren Träumen – zunächst unter Anleitung, später allein.

Nach einem Jahr hatte sich ihre Situation entscheidend zum Positiven hin verändert: Sie war zum Jurastudium zugelassen worden und hatte ein Teilstipendium erhalten. Sie hatte einen neuen Freund, der älter und reifer war als ihr Mann. Dieser war inzwischen von seiner Freundin fallengelassen worden und wollte gern zu Helen zurückkommen. Aber Helen wollte inzwischen nicht mehr, weil sie ohne ihn besser zurechtkam. Ein Traum aus dieser Zeit zeigt, wie stark ihr Selbstwertgefühl sich inzwischen entwickelt hat:

Traum 4: *Ich mache eine Reise, mit etwa dreißig Leuten zusammen, eine Abenteuerreise in Japan. Wir sollten einen Berg besteigen. Wir waren in einem Tal mit sehr steilen Bergwänden, und es war sehr, sehr neblig, niemand konnte irgend etwas sehen. Jeder tappte mit ausgestreckten Armen herum. Es sah aus, als ob sie schlafwandelten und versuchten, sich vorzutasten. Ich sagte schließlich: „Das ist einfach lächerlich, ich will sehen, daß ich hier rauskomme." Ich nahm also meine Arme wieder herunter und machte die Augen auf. Und ich fand einen Fels, der wie eine Treppe nach oben führte. Und schon fingen alle zu streiten an, wer als erster gehen sollte. Ich war der Meinung, ich sollte als erste gehen, weil ich sie entdeckt hatte. So fing ich an, die seitlich in den Berg hineingehauene Treppe hinaufzugehen, und alle folgten mir und stiegen hintereinander in einer Reihe lang-*

sam die Treppe hinauf. Ich weiß noch, daß ich mich am Anfang sehr ängstlich und nervös fühlte, aber als ich dann den Treppenaufgang gefunden hatte, fühlte ich mich sehr gut und ausgesprochen stark. Ich hatte das Gefühl, ich war die einzige, die das konnte. Ich mußte selbst den Weg nach oben finden. Und das tat ich.

Der Traum zeigt deutlich: Helen tappt nicht mehr hilflos im Kreise herum. Sie stellt sich der Realität und verändert die Situation, indem sie ihr Leben selbst tatkräftig in die Hand nimmt. Da sind zwar anfangs noch Ängste und Unsicherheiten. Doch sie entwickelt immer mehr an Selbstbewußtsein und an Energie. Sie findet ihren Weg und geht ihn konsequent.

Meditative Hilfen als Begleitung auf dem Weg durch die Trennungskrise

- Führen Sie zunächst wieder den Zustand tiefer Entspannung nach der Ihnen vertrauten Methode herbei.
- Stellen Sie sich nun Ihre Situation als Bild vor, vielleicht so, wie Sie sie in einem Traum gesehen haben, vielleicht auch ganz anders.
- Versuchen Sie zu spüren, was Ihnen an Ihrer augenblicklichen Situation am meisten zu schaffen macht.
- Lassen Sie nun all diese negativen Erfahrungen los.
- Verändern Sie das Bild zum Positiven.
- Stellen Sie sich Ihre Situation, so wie Sie sie sich wünschen, dabei möglichst konkret als Bild vor.
- Gehen Sie selbst in das Bild hinein. Gestalten Sie die Situation in ihrer Vorstellung aktiv.
- Wünschen Sie sich Helfer herbei, wenn Sie das Gefühl haben, Hilfe zu brauchen.
- Atmen Sie zum Schluß Ihrer Übung dreimal tief aus und kommen Sie wieder zurück aus Ihrer Entspannung.
- Stellen Sie sich zu jedem Ihrer Krisenträume einen positiven Schluß vor. Dies kann in Ihrem Tagesbewußtsein geschehen. Noch stärker wirkt diese Vorstellung aber, wenn Sie sie regelmäßig in Ihren meditativen Übungen anwenden.

Angstträume vom Älterwerden, von Krankheit und vom Tod

Angst vor dem Älterwerden

Wir leben in einer Gesellschaft, in der fortdauernde Jugendlichkeit, Dynamik und Erfolg gefragt sind. Für die Problematik des Älterwerdens ist da wenig Platz. Das Altern findet im Verborgenen statt. Deshalb verdrängen viele Menschen ihr Älterwerden, solange das irgendwie möglich ist, notfalls mit Hilfe von Schönheitschirurgen. Dabei sind die biologischen Chancen, in unserer Zeit ein hohes Lebensalter zu erreichen, so günstig wie nie zuvor. Diese Chance sinnvoll zu nutzen, ist heute eher das Problem.

Lieber kämpfen wir darum, etwas behalten zu können, was uns wertvoll ist, Besitz, Macht, Schönheit, Jugendlichkeit zum Beispiel. Dabei wissen wir doch, daß wir nichts festhalten können. Denn unser Leben endet in jedem Falle tödlich. Solange wir kämpfen, um festzuhalten, fühlen wir uns auf der Seite des Lebens, auf der Seite der Sieger. Die Vorstellung vom Loslassen ist für uns meist mit Verzicht, mit Aufgeben, mit Schwäche, Niederlage und Resignation verbunden. Deshalb denken wir ans Loslassen vielfach erst, wenn es nicht mehr anders geht, wenn uns etwas spürbar entgleitet und fast schon verloren ist.

Das Alter ist die große Zeit des Loslassens. Die Zukunft birgt keine unbegrenzten Möglichkeiten mehr ins sich. Der Tod rückt näher, Tag für Tag. Noch ist Zeit genug, freiwillig loszulassen, ehe uns unfreiwillig etwas genommen wird: Menschen, Besitz, Macht, Ansichten, Überzeugungen – auch das Bild, das wir von uns selbst im Laufe der Zeit entworfen haben.

Ein guter Abschied läßt gute Gefühle in uns zurück, anders als ein Abschied, der uns überrollt. Das Aufgeben zwingt uns, uns immer wieder auf uns selbst zu besinnen: Wer bin ich ohne meinen Beruf, ohne Macht, ohne Anerkennung? Die Frage zu stellen, kann schmerzen. Aber sie enthält die Chance, etwas Wichtiges über mich selbst zu erfahren.

Konnten die Menschen früher ihr Leben leichter loslassen?

– Mir fällt dazu die Gestalt des Eremiten aus dem mittelalterlichen Schelmenroman Simplizissimus ein: Als er spürte, daß die Zeit gekommen war, das Leben loszulassen, schaufelte er sich neben seiner Hütte ein Loch in der Größe seines Körpers. Dann legte er sich hinein und wartete auf den Tod. Er wußte ganz selbstverständlich, daß seine Zeit zu sterben gekommen war.

Eine 62jährige Frau erlebt in unserer Zeit das Problem der Endlichkeit ihres Lebens schockartig in folgendem Angsttraum:

Ich will die Wanduhr, die ich von meinen Eltern geerbt habe, aufziehen. Die Zeiger zeigen an, daß es fünf vor Zwölf ist. Beim Aufziehen schlingt sich plötzlich das Pendel um die Uhr. Ich will die Uhr reparieren lassen. Doch dabei ergeben sich Schwierigkeiten mit dem Bezahlen. Ich kann nur in lauter Schecks zu je einer Mark bezahlen. So viele Formulare habe ich aber nicht. Ich überlege, ob ich die Uhr verkaufen soll. Aber auch da entsteht wieder das gleiche Problem: Ich würde nur lauter im Grunde unbrauchbare Ein-DM-Schecks erhalten.

Die Lebensuhr ist nicht reparierbar. Geld ist in der Traumsprache zwar gleichsam verdichtete, greifbar gewordene Lebenskraft. Aber selbst damit läßt sich das Leben nicht verlängern, wenn die Uhr abgelaufen ist.

Die Angst vor Krankheit

Alter verändert, nicht nur außen, auch innen. Im Alter erfahren wir durch Krankheiten verstärkt die Begrenztheit unseres Körpers. Oft können wir dieses Nachlassen der Kräfte und des körperlichen Wohlbefindens mit unserem Wachbewußtsein schwer akzeptieren. Dann erinnern unsere Träume uns unerbittlich: „Schau hin!" sagen sie. „Nimm deine Begrenztheit endlich zur Kenntnis! Laß los, was du an nicht mehr angemessener Jugendlichkeit über die Jahre retten willst!"

Träume, die direkt von Krankheiten oder von einem Krankenhausaufenthalt handeln, meinen fast nie körperliche

Krankheiten im eigentlichen Sinn. Sie weisen eher auf psychische Mangelzustände hin. Das erkrankte Organ gibt dabei Hinweise auf die Art der vorhandenen Störung. So deuten Herzkankheiten in der Traumsprache meist auf Probleme im Gefühlsbereich, Augenleiden dagegen eher auf die Unfähigkeit hin, ein Problem oder die Beziehung zu einem anderen Menschen klar zu sehen. Eine Amputation der Hände oder Beine zeigt uns in der Sprache der Träume meist einen Zustand der Handlungsunfähigkeit an.

Die eigentlichen Krankheitsträume teilen sich in anderen Bildern mit: Da träumt eine Frau beispielsweise von einem Kurzschluß im Keller ihres Hauses. Einige Zeit später erkrankt sie an Störungen im Nervensystem. Oder ein Mann träumt kurz vor Ausbruch einer langwierigen Krankheit, sein Haus sei von Ratten befallen. Als sich sein Zustand allmählich bessert, teilt ihm der Hausmeister in seinem Traum mit, die Ratten seien jetzt gefangen.

Der Chirurg Bernie Siegel berichtet von einem Patienten, der im Traum erlebt, wie Folterknechte ihm glühende Kohlestücke unter das Kinn schieben:

Ich spürte genau, wie die Hitze meine Kehle zu verbrennen begann, und ich schrie, meine Stimme wurde immer heiserer vor tierischer Verzweiflung, als die Kohlestückchen meinen Kehlkopf zerfraßen.

Der Träumende war nach dem Erwachen der festen Überzeugung, daß er Kehlkopfkrebs hätte. Er ließ sich untersuchen. Aber die Ärzte fanden nichts. Auch die Bluttests ergaben keine Hinweise auf das Vorliegen einer Erkrankung. Doch dann hatte dieser Mann einen weiteren Traum, in dem er von Ärzten umgeben war, die ihm Nadeln in „das Halsgehirn" steckten, wie sie sich ausdrückten. Mehrere Wochen später entwickelte sich eine Geschwulst in seinem Rachen, die schließlich als Schilddrüsenkrebs erkannt wurde.[35] An diesem Bericht ist nichts Ungewöhnliches, wenn man bedenkt,

---

[35] Bernie S. Siegel: Mit der Seele heilen, Gesundheit durch inneren Dialog, Düsseldorf 1993, 89

daß Krebserkrankungen eine mindestens fünf Jahre lange Vorgeschichte im Körper vorausgeht, ehe die eigentliche diagnostizierbare Krankheit ausbricht.

Ähnliche Beispiele gibt es in großer Zahl. So träumt eine Frau von einem Dämon, der sie zwingt, auf einem heißen Rohr zu sitzen. Sie litt unter einer Blasenentzündung. Oder ein Aidskranker träumt von Fischen, die ja in der Traumsprache häufig als sexuelles Symbol zu verstehen sind. Jeder Fisch, den er anfaßte, starb. Eine Frau mit rheumatischer Arthritis träumt, ihre Arme steckten in einer Zwangsjacke.[36] Ein Kind erlebt im Traum, daß überall um das Haus herum Feuer ausgebrochen ist. Ein paar Tage später leidet es unter einer fieberhaften Erkrankung. Allem Anschein nach wollen uns solche Träume warnen, damit wir uns auf die Krankheit innerlich einstellen und entsprechend Vorsorge treffen können, indem wir uns rechtzeitig in ärztliche Behandlung begeben oder auch nur hinschauen, einen schleichenden Krankheitsprozeß zur Kenntnis nehmen. Denn das allein kann schon ein wesentlicher Schritt zur Heilung sein.

Die Angst vor dem Tod

Das Ziel des Lebens ist der Tod. Niemandem gelingt es, das Erreichen dieses Ziels zu verhindern. Und erst wer das Sterben begreift, versteht zu leben. So hoffnungslos der Lebensabschnitt des Sterbens scheinbar ist, er gibt dem Leben vieler Menschen durch bisher ungekannte tiefe Erfahrungen eine vollkommen neue Dimension.

Freda Naylor, eine Ärztin, die mutig bis zu ihrem Tod Tagebuch über ihr Krebsleiden geführt hat, schrieb:

Ich hatte Erfahrungen, für die ich dem Krebs dankbar sein muß, weil ich sie sonst niemals gemacht hätte: Demut, ein Ins-Reine-Kommen mit meiner eigenen Sterblichkeit, Wissen um meine innere Stärke, die mich immer wieder überrascht, und weitere Erkenntnisse über mich selbst, die ich erst entdeckt habe, als ich gezwungen war, meine eingefah-

[36] Rosalind Cartwright/Lynne Lamberg: Krisenträume, Hamburg 1996, 186

renen Gleise zu verlassen, neue Prioritäten zu setzen und vorwärts zu schreiten.[37]

Eine andere unheilbar erkrankte Frau beschreibt ihre persönlichen Veränderungen angesichts des Todes so:

Was ich langsam zu spüren begann, war ein vertieftes Empfinden für Liebe und die Fähigkeit, Liebe mitzuteilen, die Fähigkeit, Freude und Befriedigung an den kleinsten und unbedeutendsten Dingen in mir zu finden.[38]

Manchen Menschen gelingt es, die ständige Gegenwart des Todes bereits um die Mitte ihres Lebens zu erfahren und zu begreifen. So berichtet eine Frau, etwa ein Jahr nachdem ihr Kind starb, folgenden Traum:

Ich bin allein in einem kleinen Kirchlein mitten in der Natur, umgeben von Feldern, die teilweise schon abgeerntet sind. Ich setze mich in eine Bank. Plötzlich habe ich das Gefühl, daß jemand neben mir sitzt. Es ist eine dunkle Gestalt in einer Art Mönchskutte, die Kaputze über den Kopf gestülpt. Ich erschrecke zuerst und habe Angst. Aber nach einiger Zeit, in der wir stumm nebeneinandersitzen, beschließe ich, diesen Mann anzusprechen. Ich frage ihn, wer er ist und was er von mir will. Er antwortet, er sei der Tod. Aber ich brauche keine Angst zu haben. Er sei von jetzt an ständig in meinem Leben. Er werde mich begleiten.

Dieser Traum wiederholte sich in ähnlichen Bildern im Laufe von Monaten mehrfach. Die Frau verlor dabei immer mehr ihre Angst vor dem Tod, unter der sie seit dem langsamen Sterben ihres Kindes gelitten hatte.

Die eigentlichen Traumbilder von Menschen, die sich in der Nähe des Todes befinden, sehen ganz anders aus: Da taucht zum Beispiel ein schwarzes Pferd auf, das aus dem

---

[37] R. G. Owens/Freda Naylor: Living While Dying, Wellingborough 1987, 59

[38] Sogyal Rinpoche: Das tibetanische Buch vom Leben und vom Sterben, 19. Auflage, Bern, München, Wien 1996, 48

Fenster eines Hauses springt. Oder die Todesbotschaft wählt das Bild von der Lebensuhr oder vom Baum des Lebens, um sich mitzuteilen. So träumt eine Frau, der die Ärzte die Wahrheit über ihre tödliche Krankheit verschwiegen hatten:

In meinem Garten steht ein alter Apfelbaum, unter dem ich im Sommer oft sitze. Dieser Baum war umgestürzt. Die Blätter sahen welk aus und der Stamm morsch. Die Wurzeln waren mit aus dem Boden gerissen.

Die Psychoanalytikerin Marie-Louise von Franz berichtet den Traum einer 29jährigen Frau, bei der sich die Krebserkrankung im ganzen Körper ausgebreitet hatte:

Ich stehe im Krankenzimmer neben meinem Bett. Ich fühle mich stark und gesund. Durchs Fenster fallen Sonnenstrahlen ins Zimmer. Der Arzt ist da und sagt: „Nun, Frau X., Sie sind wider Erwarten geheilt. Sie können sich anziehen und das Krankenhaus verlassen." In diesem Augenblick drehe ich mich um und sehe, im Bett liegend, meinen eigenen toten Körper![39]

Solche Träume vom Tod teilen sich in so klaren Bildern mit, daß da nicht viel zu entschlüsseln ist. Und manchmal ist ihre Botschaft voll von Frieden, wie in dem folgenden Traum eines unheilbar kranken Mannes, den er kurz vor seinem Tod berichtete:

Hier war eine große, sehr große Hand, die mir entgegengestreckt wurde. Ich berührte diese Hand. Sie war warm und stark. Ich fühlte mich ganz ruhig und hatte ein Gefühl von Frieden in mir. Anschließend schlief ich im Traum ein.[40]

Von einem Todeskampf ist in diesem Traum nichts mehr zu spüren. Und auch die Angst vor dem Tod, davor, das Leben

---

[39] Marie-Louise von Franz: Archetypes surrounding death, in: Dreams Are Wiser than Men, Richard Russo (Hrsg.), Berkeley 1987

[40] Rosalind Cartwright/Lynne Lamberg: Krisenträume, Hamburg 1996, 200

loszulassen, hat sich vollkommen aufgelöst. Da ist nur noch das Gefühl von tiefer Geborgenheit und von Frieden.

Manchmal sind es auch Szenen aus dem ganzen Leben, Jugenderinnerungen, längst Vergessenes, die noch einmal wie ein Film an dem Träumenden vorüberziehen. Da sind ungewöhnliche Lichterscheinungen, das Erlebnis herrlicher Musik. Oft wird berichtet, daß eigenartige, sehr eindrucksvolle Gestalten neben der Tür stehen. Manchmal scheinen sie einem Ritter zu gleichen, dann wieder eher einem dunkelhäutigen Mann, einem Tibeter oder Mongolen mit tiefschwarzem Haar, unbeweglichem Gesicht und unbestimmbarem Alter. Menschen, die sich in der Nähe des Todes befunden haben, berichten auch immer wieder von gewaltigen Landschaften, durch die sie geleitet worden sind, von Bildern überirdischer Schönheit, von Felsentoren oder von einem Fluß, den sie zu überqueren hatten. Es sind Bilder, wie wir sie aus den alten Sagen und Mythen kennen. Doch selbst wer sie erlebt, befindet sich nicht unbedingt endgültig im Reich des Todes. Manche kehren zurück.

Meditative Hilfen: Loslassen

- Ich lasse los, was in meinem Leben überlebt ist.
- Ich weiß, daß an Stelle dessen, was stirbt, immer wieder etwas Neues entsteht. Ich akzeptiere dieses „Stirb und werde" voll und ganz in meinem Leben.
- Ich nehme meinen Tod als etwas Unabänderliches fest mit hinein in mein Leben.
- Ich stelle mir meinen Tod ganz konkret als Bild vor meinem inneren Auge vor.
- Ich freue mich an meinem Leben, an jedem neuen Tag, an jedem Augenblick.
- Mein Leben ist ein kostbares Geschenk, für das ich jeden Tag aufs neue dankbar bin.

Teil 5

Die wichtigsten Angsttraumsymbole und ihre Bedeutung – alphabethisch geordnet[41]

Aas

Ein Problem, das den Träumenden beschäftigt, muß gelöst werden. Dazu sind unangenehme Entscheidungen notwendig. Manchmal ist eine Beziehung zu lösen, die Trennung von einer Person, einer Sache oder einer Idee endgültig zu vollziehen. Näheres ergibt sich aus der Einstellung des Träumenden zu diesem Traumbild. Je abstoßender der Kadaver empfunden wird, um so unangenehmer ist die notwendige Entscheidung für den Träumenden.

Abbruch

Jede Form von Gewalt im Traum, ob durch Naturkräfte oder durch Menschenhand verursacht, deutet auf Triebstauungen, Verdrängungen und Minderwertigkeitsgefühle. Sie werden durch unkontrolliertes, aggressives Handeln abreagiert. Deshalb warnen solche Traumbilder vor ungenügendem Selbstbewußtsein und Disziplinlosigkeit.

Abfall

Manchmal warnt dieses Traumbild, etwas als nutzlos und wegwerfenswert anzusehen. Wie in den alten Volksmärchen, so steckt auch in der Sprache unserer Träume oft hinter scheinbar unwichtigen Gegenständen etwas für unser Leben Bedeutsames. Es lohnt sich, genau hinzuschauen: Was sind das für Gegenstände, die in unserem Traum weggeworfen werden sollen?

Soll im Traum Müll beseitigt werden, so kann darin ein Hinweis an den Träumenden liegen, in seinem Leben Ordnung zu schaffen, alte Konflikte aufzuarbeiten, die noch immer als „Seelenmüll" in ihm lagern und ihn belasten.

---

[41] Aus: Günter Harnisch: Das große Traumlexikon, 6. Aufl., Freiburg i. Br. 1977

Abführmittel

In der Traumsprache stellen sie das Bestreben des Träumenden dar, Konfliktspannungen zu überwinden und sich von unangenehmen Erinnerungen, belastenden Gedanken und Gefühlen zu befreien.

Abgrund

Ein Abgrund symbolisiert meist Lebensschwierigkeiten oder eine kritische Situation. Führt ein Weg des Träumenden an den Abgrund und nicht weiter, so ist dies ein Warnsignal, das er ernst nehmen sollte. Führt ein Weg durch den Abgrund hindurch, so kann das ein positiver Hinweis für den Träumenden sein, sich der Krisensituation bewußt zu werden, in der er steht, und sie anzunehmen, indem er den beschwerlichen Weg geht, den ihm sein Traum zeigt. Führt eine Brücke über den Abgrund, so läßt sich die schwierige Situation „überbrücken".

Ablehnung

Wer sich im Traum abgelehnt fühlt, hat oft auch in seinem realen Leben damit zu kämpfen, anerkannt zu werden. Manchmal gibt der Traum Aufschluß über die Gründe der Ablehnung. Damit bietet er dem Träumenden wertvolle Hinweise, wie er sich selbst auf die Spur kommen kann, was ja bekanntlich nicht zu den leichtesten Aufgaben in unserem Leben gehört.

Abneigung

Hinter diesem Traumbild verbirgt sich oft eine Abneigung gegen jemanden oder gegen ein bestimmtes Verhalten eines Menschen, die wir uns im Wachzustand nicht oder nicht voll eingestehen mögen. Unser Traum will uns veranlassen, genau hinzuschauen, vielleicht sogar Konsequenzen aus der nicht voll eingestandenen Ablehnung zu ziehen. Das kann schmerzlich, aber notwendig sein.

Abscheu

Manche Menschen können sich einen Ekel oder Abscheu nicht eingestehen. Der Traum versucht dann, uns zur Offenheit gegen uns selbst zu veranlassen. Sie ist oft schmerzlich, aber heilsam. ↗Ablehnung.

Abschied

Jede Form des Abschiednehmens in Trauer bedeutet die Trennung von Personen, Verhaltensweisen, Gefühlen, Ansichten und Überzeugungen. Der Wiedersehenswunsch beim Abschied ist als positives Zeichen zu werten.

abstürzen

Stürzt eine Person oder eine Sache im Traum ab, so ist das ein Hinweis auf einen Verlust. Aus dem Zusammenhang der gesamten Traumhandlung läßt sich ersehen, ob dieses Bild vom Abstürzen auf eine Fehleinstellung des Träumenden zu einem bestimmten Menschen oder auf eine Problemsituation hinweist, aus der er gleichsam herausfällt. Der Absturz kann auf zu großen Optimismus oder auf Überheblichkeit hindeuten. Der Träumende hat sich möglicherweise zu stark von der Lebenswirklichkeit entfernt und fällt nun auf den harten Boden der Tatsachen zurück.

abwerfen

Wer beim Reiten abgeworfen wird, gerät manchmal in Kollision mit seiner Lebenskraft. Damit kann auch die Sexualität gemeint sein.

Akrobat

Führt ein Akrobat im Traum schwierige Kunststücke vor, so können sich hinter diesem Symbol Minderwertigkeitsgefühle des Träumenden verbergen. Manchmal drückt sich in diesem Bild der Wunsch des Träumenden aus, etwas Schwieriges mit vollkommener Perfektion zu beherrschen.

Akten

In der Traumsprache deuten Akten meist auf seelische Belastungen, Lebensunsicherheit, Gewissenskonflikte und Schuldgefühle hin. Werden alte Akten hervorgeholt, so stellen sich in diesem Traumbild oft vergangene Fehler und Irrtümer dar, die noch immer das Gewissen belasten. Oft zeigt sich darin die Angst, irgendwelche Verfehlungen könnten bekannt werden. Werden Akten sinnlos bewegt oder glaubt man, von ihnen erdrückt zu werden, so liegt darin eine Warnung, über abstrakten Ideen nicht die Wirklichkeit zu vergessen. Werden neue Akten angelegt, so kann dies auf das Bemühen hindeuten, durch Lernen mehr Lebenserfahrung zu gewinnen.

Alibi

Wird im Traum nach einem Alibi gesucht, so deutet das auf Unsicherheit, Hemmungen, Minderwertigkeitsgefühle, Gewissenskonflikte und Schuldgefühle. Wird das Alibi gefunden, so sind genügend psychische Widerstandskräfte vorhanden, die Selbstwertkrise zu überwinden.

Almosen

Wer davon träumt, ein Almosen zu empfangen, fühlt sich vielleicht ein wenig als Bittsteller oder gar als Bettler. Möglicherweise will ihn sein Traum darauf hinweisen, daß er sich nicht unnötig erniedrigen, sondern selbstbewußter auftreten soll.

Wer im Traum ein Almosen gibt, läßt sich manchmal herab zu anderen, die ärmer sind als er. Meist läßt der Traumzusammenhang erkennen, ob hier Güte und Mildtätigkeit entscheidende Motive für das Verhalten des Träumenden sind. Oft geht es bei diesem Traumbild um die Art und Weise, wie der Träumende die Beziehung zu einem anderen Menschen gestaltet.

Alter

Traumbilder über das Älterwerden deuten darauf hin, daß der Träumende zuviel über Alter, Vergänglichkeit und Tod nachdenkt. In positiven Träumen zur Problematik des Älterwerdens kann sich der Wunsch nach Lebenserfahrung, Reife und Abgeklärtheit ausdrücken.

Altersheim

Der Träumende sorgt sich um materielle Sicherstellung und Altersversorgung. ↗Alter.

Amazone

Träume von Amazonen veranschaulichen ein gespanntes Verhältnis zwischen den Geschlechtern. Die Beziehungen zwischen Mann und Frau ist dabei häufig durch Angst vor oder Verlangen nach sexueller Aggressivität beeinträchtigt.

Amboß

Der Schmied schlägt auf dem Amboß das glühende Eisen in die

richtige Form. Dementsprechend symbolisiert das Traumbild passive Duldung. Schuldgefühle werden durch Selbstmitleid kompensiert. Häufig drückt dieses Symbol den Wunsch aus, sich quälen und demütigen zu lassen. Der Amboß als Traumbild kann aber auch dazu ermahnen, sich selbst energischer und mit mehr Härte zu erziehen.

Ameise

Wie auch andere Insektenarten, so deuten Ameisen auf Unruhe, Erregung und Nervosität hin. Sie sind ein Gefahrensignal. Bei beängstigendem Ameisengewimmel ist auf den Nervenzustand zu achten. Der Ausbruch ernster psychischer Störungen kann sich so ankündigen, Entspannung und Erholung sind zu empfehlen. Auch Durchblutungsstörungen, eingeschlafene Glieder und Fieber können Träume von Ameisen hervorrufen. Manchmal ermahnt dieses Traumbild zu mehr Entfaltung von Fleiß, Ausdauer und Aktivität. Die genauere Bedeutung ergibt sich daraus, ob das Traumgeschehen als angenehm oder als beunruhigend empfunden wird.

Amputation

Die Amputation eines Körperteils im Traum ist ein Warnsignal. Das Traumbewußtsein informiert so über den Verlust von Eigenschaften oder Verhaltensmöglichkeiten, die sich näher aus der Symbolbedeutung des amputierten Körperteils bestimmen lassen.

So kann der Verlust eines oder beider Beine auf fehlende Möglichkeiten zur Weiterentwicklung oder auf den Verlust des geistigen oder seelischen Standortes hindeuten. Die Amputation der Hand zeigt den Verlust der Handlungsfähigkeit an. Der Verlust der Finger deutet auf fehlende Fähigkeit des Fühlens hin. Es kommt sogar vor, daß der Träumende im Traum geköpft wird. Das kann die harmlose Bedeutung haben, daß der Träumende in einer bestimmten Situation „den Kopf verloren hat". Manchmal liegt darin aber auch eine ernste Warnung. Die gesamte Traumhandlung muß hier bei der Deutung herangezogen werden.

Anfall

Dieses Traumbild symbolisiert manchmal ein Krankheitsgeschehen, auf das es den Träumenden hinweisen will. ↗Bewußtlosigkeit, ↗Krankenhaus.

Angriff

Alle Formen von Gewaltanwendung deuten auf Minderwertigkeitsgefühle, Verdrängungen und Triebstauungen hin. Traumbilder mit aggressiven Handlungen richten die Mahnung an den Träumenden, mehr Selbstbewußtsein zu entwickeln und sich stärker zu beherrschen. ↗Gewalt.

Angst

Traumbilder, die Angst auslösen, weisen auf Zweifel, Unsicherheit, Hemmungen, Minderwertigkeits- und Schuldgefühle hin. Um den Sinn solcher Traumbilder näher bestimmen zu können, ist es wichtig zu beachten, worauf sich die Angst bezieht. Kehren bestimmte Angstträume häufig wieder und beunruhigen sie den Träumenden sehr, so deutet das auf eine ernstzunehmende Entwicklungsstörung hin, die einer therapeutischen Behandlung bedarf.

Ansprache

Wer im Traum als Redner auftritt, möchte überzeugen und sich Gehör verschaffen. Das Bemühen, durch lange Reden Aufmerksamkeit und Anerkennung zu finden, deutet auf Unsicherheit hin. Hat die Rede Erfolg, so drückt sich darin die Hoffnung des Träumenden aus, sich im Leben durchsetzen zu können. Bleibt die Rede unbeachtet, wird sie gestört, so fühlt sich der Träumende unverstanden, verkannt und einsam.

Ansteckung

Man kann von Herzlichkeit, Lebensfreude, Tatkraft, Besonnenheit und vielen anderen positiven Eigenschaften, aber auch von negativen Verhaltensweisen angesteckt werden. Die Bedeutung des Traumbildes hängt davon ab, von wem und womit man angesteckt wird und wie der Träumende die Ansteckung empfindet. Oft handelt es sich um das Verlangen nach einem Vorbild oder um eine Warnung, sich nicht zu sehr von anderen beeinflussen zu lassen.

Arena

Ob als Kampfplatz im antiken römischen Zirkus oder als Schauplatz für Sportwettkämpfe – stets ist die Arena ein Zentrum öffentlicher Aufmerksamkeit. Als Traumbild symbolisiert sie Leistungswillen, Erfolgsstreben, Konflikte und Auseinandersetzungen unterschiedlichster Art. Die genauere Bedeutung hängt von den Ereignissen ab, die in der Arena geschehen.

Armut

Dieses Traumbild deutet auf Unsicherheit, Hilflosigkeit, Minderwertigkeitsgefühle und Mangel an geistigen, gefühlsmäßigen und charakterlichen Qualitäten oder auch an körperlichen Vorzügen hin.

Arrest

Meist fühlt sich der Träumende in seinen persönlichen Entfaltungsmöglichkeiten durch Lebensumstände oder durch einen anderen Menschen eingeengt. Worin diese Einengung besteht, läßt sich fast immer aus dem Traumzusammenhang erkennen.

Arznei

Dieses Traumbild symbolisiert seelische oder auch körperliche Not und das Verlangen nach Anteilnahme, Trost, Rat und Hilfe. Oft wird damit die Angst vor Enttäuschungen ausgedrückt oder vor seelischen und körperlichen Schmerzen, vor Krankheit, Alter und Tod. Nimmt der Träumende die Arznei und hilft sie ihm, so ist das ein Hinweis, daß er genügend Widerstandskraft hat, seine Konflikte zu bewältigen. Geht die Arznei verloren oder wird sie aus anderen Gründen unerreichbar, so drückt sich darin eine ungelöste Problemsituation aus.

Asthma

Manchmal ist dieses Traumsymbol ein Hinweis auf eine tatsächlich bestehende Erkrankung. Aber meist signalisiert es negative Umstände, die das Leben des Träumenden in seiner Entfaltung beeinträchtigen und ihm buchstäblich die Luft zum Atmen nehmen. ↗Krankheit.

Asyl

Dieses Bild drückt oft den Wunsch des Träumenden nach Schutz und Geborgenheit aus. Not, Verfolgung und Flucht bringen Unruhe in sein Leben. Der Träumende fühlt sich dem Schicksal ausgeliefert. Er leidet manchmal unter der Angst, der Situation nicht gewachsen zu sein. Häufig läßt sich aus dem Traumzusammenhang erkennen, welcher Art die Gefahr ist, die dem Träumenden Schwierigkeiten bereitet. Sie zu erkennen, genau hinzuschauen, ist meist schon der Anfang zur Bewältigung der Krisensituation.

Atem

Das Ein- und Ausatmen bedeutet Anspannung und Entspannung. Es veranschaulicht auf diese Weise Lebensenergie. In der Traumsprache weist freier Atem auf unbehinderte Entfaltung der Energie und auf das Gleichgewicht der seelischen und körperlichen Kräfte hin. Muß man dagegen um Atem ringen oder droht man gar zu ersticken, so zeigt sich darin eine Beeinträchtigung der Persönlichkeitsentfaltung. Wiederholen sich solche Traumbilder und lösen sie starke Angstgefühle aus, so deutet dies auf eine ernsthafte seelische Störung oder auf eine körperliche Erkrankung hin.

Atombombe

Die Atombombe bedeutet in der Realität eine Gefahr für die gesamte Menschheit. So ist auch ihr Bild im Traum als symbolischer Hinweis auf eine Gefährdung der Menschen in der Umgebung des Träumenden durch Gefühlsregungen zu verstehen, die der Träumende nicht unter Kontrolle zu haben glaubt.

Ein Traum von einer Atombombe ist ein Gefahrensignal, das auf psychische oder geistige Erkrankungen hindeuten kann.

Aufruhr

Gemeint ist bei diesem Bild in der Traumsprache fast immer ein Aufruhr der Gefühle. Welche Gefühle empfindet der Träumende beim Erleben des Aufruhrs in seinem Traum? Was war die Ursache des Aufruhrs? Meist kämpfen einander widersprechende Gefühlsseiten bei Aufruhrträumen miteinander.

auftauen

Meist ist hier das Auftauen einer eingefrorenen Beziehung zu einem anderen Menschen gemeint. Das Traumbild kann sich aber auch auf bestimmte „frostige" Eigenschaften des Träumenden beziehen. Der Vorgang des Auftauens bedeutet in der Traumsprache fast immer, daß etwas Erstarrtes und Erkaltetes von Wärme und Lebendigkeit erfüllt wird.

Ausbruch, Eruption

Aufgestaute Energien brechen durch. Dabei kann es sich um Aggressionen, verdrängte Gefühlsinhalte oder Triebstauungen handeln, die zum Durchbruch drängen. ↗Vulkan.

ausgraben

Vergrabene Gefühle, Probleme oder Gedanken werden durch das Ausgraben ans Tageslicht befördert. Der Träumende will sie zur Kenntnis nehmen, sich mit ihnen auseinandersetzen. Er gewinnt hierbei an Wissen, Erkenntnis und persönlicher Reife.

Ausland

Traumbilder von fremden Ländern, Menschen und Sitten sind häufig Erinnerungssymbole für Reiseerlebnisse oder Ausdruck von Fernweh. Manchmal handelt es sich aber auch um Hinweise, daß der Träumende mit für ihn neuen Lebensverhältnissen, Aufgaben und Interessen konfrontiert ist. Die genauere Bedeutung hängt davon ab, ob er die Situation als angenehm oder unangenehm empfindet. Hat er mit Ausländern Verständigungsschwierigkeiten oder findet er sich sonst nicht zurecht, so zeigen sich darin Verunsicherung und Angst, Erfreuliche Auslandserlebnisse deuten dagegen darauf hin, daß neue Erfahrungsbereiche als reizvoll empfunden werden.

auswandern

Dieses Traumbild veranschaulicht grundlegende Veränderungen der Lebensverhältnisse und Lebensanschauungen. Dabei kann es sich um das Verlangen nach einem notwendigen Persönlichkeitswandel, aber auch um Angst vor geistiger und gefühlsmäßiger Neuorientierung handeln.

Baby

Manchmal hängt dieses Traumbild mit Schwangerschaft, Geburt oder dem Wunsch nach einem Kind zusammen. Trifft das nicht zu, so drückt es Kindlichkeit und Unreife aus. Bestimmte Wesenszüge des Träumenden sind noch ungenügend entwickelt und wollen gehegt und umsorgt werden.

Bagger

Bagger, Planierraupen, Panzer und ähnliche Maschinen symbolisieren zerstörerische Kraft. Sie sind heute im Zeitalter der modernen Technik vielfach an die Stelle des alten archetypischen Bildes vom Drachen getreten, wie wir ihn aus den Märchen, Mythen und Sagen kennen. Die Bedeutung ist die gleiche. Der Drache symbolisiert die bedrohliche und verschlingende Seite des Weiblichen für den Mann. Er ist ein negatives Bild für die Mutter, die ihr Kind ablehnt, es durch Verwöhnen erdrückt und selbst den erwachsenen Sohn nicht an eine andere Frau verlieren will.

Bahnhof

Im Traum zeigt der Bahnhof eine Veränderung der Lebenssituation des Träumenden an. Bahnhofsträume kommen sehr oft vor. Sie können situationsbedingt oder vom Lebensalter her bestimmte, reale, geistige oder seelische Veränderungen kennzeichnen. Bei der Deutung sind die näheren Umstände heranzuziehen, z. B. zu spät kommen, in den falschen Zug einsteigen, die Fahrkarte vergessen. Sie sind meist vollkommen wörtlich zu verstehen.

Ballast

Dieses Traumsymbol weist auf allerlei Unnützes und Lästiges hin, das wir in unserem Leben mit uns herumschleppen. Dabei kann es sich um unerledigte Probleme oder Konflikte handeln. Oft will dieses Traumbild darauf hinweisen, daß es an der Zeit ist, eine seelische Müllabfuhr durchzuführen, Ordnung zu schaffen, auszumisten. Durch das Abwerfen von Ballast gewinnen wir neue Lebenskraft. ↗Koffer, ↗Paket.

Barrikade

Werden im Traum Barrikaden errichtet, so fürchtet der Träumende, er könnte angegriffen werden. Er ist mißtrauisch und vorsichtig, denn es mangelt ihm an Selbstvertrauen. In diesem Sinne symbolisiert die Barrikade Überempfindlichkeit, Unsicherheit, Hemmungen und Minderwertigkeitsgefühle. Werden Barrikaden gestürmt oder niedergerissen, so ist der Träumende bemüht, seine Schwäche zu überwinden und mehr Selbstsicherheit zu entwickeln. ↗Gewalt.

Baustelle

Alle Vorgänge an einer Baustelle symbolisieren Lebensplanung, Existenzaufbau, Persönlichkeitsentwicklung und Erfolgsstreben. Herrscht auf der Baustelle sinnvolle Aktivität, wird erkennbar, daß etwas Neues entsteht, so zeigt das gute Zukunftsaussichten persönlicher oder beruflicher Art oder das Verlangen danach. Wird wenig gearbeitet oder ist die Baustelle stillgelegt, so deutet das auf Schwierigkeiten in der persönlichen Entwicklung oder im Berufsleben hin. Das Traumbild mahnt dann zu mehr Tatkraft und Ausdauer. Geschieht ein Unglück an der Baustelle, so ist das Selbstvertrauen des Träumenden erschüttert und sein Aufstieg gefährdet. Planloses Arbeiten auf der Baustelle warnt vor einer Zersplitterung der Kräfte. Die nähere Traumbedeutung ergibt sich meist aus der Art des Objektes, das gebaut wird.

Begräbnis

Träume von Begräbnissen sind sehr häufig. Sie haben nicht unbedingt immer etwas mit dem Tod einer realen Person zu tun. Oft werden im Traum Streitigkeiten begraben, unerfüllbare Wünsche, lästige Gewohnheiten, aber auch schmerzliche Erlebnisse. Auch die Beziehungen zu einer bestimmten Person oder besondere Fähigkeiten und Begabungen können absterben und im Traum begraben werden. An die Stelle dessen, was begraben wird, tritt im Traumbewußtsein häufig etwas Neues. So haben solche Traumbilder im allgemeinen eher eine positive Bedeutung. ↗Leiche.

Beleidigung

Kränkungen und Beleidigung weisen im Traum meist auf Überempfindlichkeit, Hemmungen, Eitelkeit und Minderwertigkeitsgefühle hin. Handelt es sich um massive Kränkungen und Beleidigungen, so kann sich darin Aggressivität ausdrücken. Die nähere Bedeutung ergibt sich aus dem Traumzusammenhang, insbesondere aus der Beziehung, in der die beteiligten Personen zueinander stehen.

Benzin

Als Traumsymbol weist Benzin meist auf körperliche und seelische Energie hin. Brennt oder explodiert Benzin, so zeigen sich darin aggressive Tendenzen. ↗Feuer.

Bewußtlosigkeit

Wer in Ohnmacht fällt oder aus anderen Gründen bewußtlos ist, von dem kann man keine Rechenschaft verlangen. Er entzieht sich der Verantwortung, weil er keinen anderen Ausweg aus einer Konfliktsituation sieht. Der Träumende sieht sich nicht imstande, seine Probleme zu bewältigen.

blind

In der Traumsprache drückt Blindheit meist aus, daß man etwas Unangenehmes bewußt nicht sehen will. Das Blindsein ist in diesen Fällen ein Hinweis auf Verantwortungslosigkeit oder auf Gewissenskonflikte und Schuldgefühle. Oft ist Blindsein im Traum eine Warnung, sich nicht täuschen zu lassen. Wer keinen klaren Blick für seine eigenen Probleme und die der Umwelt hat, der erleidet zwangsläufig Enttäuschungen und Verluste. Dem im Traumsinne Blinden fehlt die richtige Einschätzung. Ein Geblendeter ist häufig auch verblendet. Kann ein Blinder plötzlich wieder sehen, so drückt sich darin der Wunsch aus, Fehler der Vergangenheit auszugleichen und verantwortungsbewußter zu handeln.

Blitz

In der Traumsprache kommt der Blitz in zwei verschiedenen Bedeutungen vor. Als gewaltsames Naturereignis kann er auf einen Affektstau und auf Verdrängungen hinweisen, die durch plötzliches aggressives Handeln abreagiert werden. In diesem Sinne bedeutet er eine unkontrollierte Entladung körperlicher oder seelischer Spannungen.

Leuchtet der Blitz nur auf und verbreitet Helligkeit, ohne Angst auszulösen oder sonst Schaden anzurichten, so kann dies eine plötzliche Erleuchtung symbolisieren.

Brandung

Die Bedeutung ist die gleiche wie die stürmisch bewegter Meereswogen. Je höher sie gehen, um so heftiger sind die Gefühlswallungen, die durch die Wellen symbolisiert werden. Geht die Brandung ruhig und gleichmäßig, so weist dieses Bild auf ein ausgeglichenes Seelenleben hin. ↗Meer.

bremsen

Als Traumbild weist das Bremsen auf einengende Lebensverhältnisse und Partnerbeziehungen hin. Hemmungen und Bedenken, die einer freien Entfaltung der Persönlichkeit im Wege stehen, können sich in diesem Symbol ausdrücken. Manchmal soll der Träumende vor Unüberlegtheit und Leichtsinn gewarnt werden. Die genauere Bedeutung ergibt sich aus dem Traumzusammenhang.

brennen

Dieses Traumbild symbolisiert Leidenschaftlichkeit, aber auch Abschied, Trennung, Zerstörung. Wenn etwas brennt, so verbrennt es gewöhnlich zugleich. Darin liegt ein Hinweis auf Vergänglichkeit. Brennen hat auch einen zerstörerischen Aspekt. Je leidenschaftlicher ein Brand lodert, um so stärker ist seine Zerstörungskraft. Er löscht am Ende sich selbst aus. Der Zerstörungsprozeß aus Leidenschaft bezieht sich nicht nur auf Personen, sondern auch auf Lebensumstände. Die genauere Traumbedeutung hängt davon ab, was brennt, wie es brennt und welche Gefühle der Träumende dabei empfindet. ↗Feuer.

Brief

Briefe weisen im Traum auf eine Botschaft hin, die noch nicht ins Bewußtsein gedrungen ist, aber beachtet werden sollte. Die Art dieser Botschaft ist wertneutral. Sie kann angenehm, jedoch ebensogut unangenehm sein.

Brille

In der Traumsprache gilt die Brille als Symbol für Einsicht, Weitsicht und Überblick. Sie weist aber auch auf eine zu einseitige Betrachtung der Umwelt und der eigenen Person hin. Die sprichwörtliche Bedeutung, etwas durch die rosarote Brille sehen, kann sich darin ausdrücken. Oft ist die Brille aber auch ein Hinweis, sich selbst und die Welt ohne Vorurteil, schärfer und kritischer zu sehen.

Brücke

Die Brücke signalisiert im Traum eine Vereinigung. Sie informiert über die Möglichkeit einer Kommunikation oder Wiederaufnahme von Beziehungen. Gegensätze und Schwierigkeiten werden dabei überbrückt.

Zu beachten ist der Zustand der Brücke: Ist sie tragfähig, begehbar oder befahrbar, fehlt das Geländer oder sind irgendwelche Gefahrensignale erkennbar? Wie fühlt sich der Träumende beim Anblick oder beim Begehen der Brücke?

Chaos

Chaotische Traumbilder sind wörtlich zu nehmen. Archetypisch ist das Chaos der Zustand vor dem Schöpfungsbeginn. Eine positive Entwicklung zeigt der Traum an, wenn auf ein anfängliches Chaos Ordnungssymbole folgen.

Clown

Dieses Traumbild weist auf die Angst hin, sich lächerlich zu machen, verspottet zu werden. Dahinter stehen oft Hemmungen und Minderwertigkeitsgefühle. Manchmal symbolisiert dieses Bild aber auch den Versuch, sein wahres Ich zu verstecken, den anderen etwas vorzutäuschen. Die nähere Bedeutung ergibt sich meist aus den Handlungen des Clowns und aus der Einstellung des Träumenden zu ihm.

Computer

Dieses moderne Traumbild weist meist auf unpersönliche Perfektion und gefühllose Präzision hin. Im allgemeinen fordert es den Träumenden auf, mehr Gefühlswärme, Verständnis und Anteilnahme zu entwickeln. Oft warnt es vor übermäßigem Karrieredenken.

Damm

Dieses Traumbild symbolisiert beherrschte Gefühle, unterdrückte Wünsche und gestautes Triebleben. Dammbrüche deuten auf aggressive Entladungen hin. ↗Explosion.

Dämonen

Wesen aus dem Bereich der Märchen und der Phantasie, wie beispielsweise Riesen, Zwerge, Hexen, Feen und Geister, haben immer etwas Unheimliches an sich. Sie können hilfsbereit oder bösartig sein. Dämonen sind meist Ausdruck von schuldbelasteter Phantasie und Gewissensängsten. Tauchen solche Traumbilder öfters auf und lösen sie Ängste aus, so kann eine Störung der Persönlichkeit vorliegen. Therapeutische Hilfe ist dann ratsam. ↗Ungeheuer

Diebstahl

Diebstähle oder Einbrecher im Traum sind wörtlich zu nehmen: Sie zeigen einen drohenden oder bereits eingetretenen Verlust an persönlichen Eigenschaften, Fähigkeiten, Gefühlsbereichen oder persönlichen Beziehungen an. ↗Abstürzen.

Dolch

Der Dolch symbolisiert im Traum Machtstreben, Energie, Aggressivität und männliche Sexualität. Die genauere Bedeutung ergibt sich meist aus dem Traumzusammenhang. Vor allem ist darauf zu achten, wozu der Dolch benutzt wird. ↗Messer.

Donner

Dieses Traumbild deutet auf Zorn, Wut und andere aggressive Gefühle hin. Seelische und körperliche Spannungen drängen nach Entladung. Diese Emotionen können sich aber auch bereits entladen haben. ↗Blitz.

Dorn

Stachel, Dornen, Splitter und Widerhaken symbolisieren seelische Not und Enttäuschungen. Dornenbüsche mit blühenden Rosen oder mit Früchten, beispielsweise Brombeer- oder Himbeergestrüpp, deuten meist auf sexuelle Probleme und Schwierigkeiten im Bereich der Partnerschaft.

Dunkelheit

Was im Dunkel liegt, kann man nicht durchschauen und nicht begreifen. Damit sind Gedanken, Gefühle und Handlungen gemeint. Als Traumbild weist die Dunkelheit meist auf Verständnislosigkeit, Unwissenheit, das Unbewußte, Angst, Alter und Tod hin. Dieses Bild stellt oft unklare Ahnungen und Gefühle dar, Zweifel und Ungewißheit. Lichtet sich das Dunkel im Traum, so kommt Klarheit in unsere Gedanken und Gefühle und Sicherheit in unser Handeln.

Eis

Eis in der Traumlandschaft informiert über das Einfrieren von Beziehungen, über seelische Kälte und die Gefahr der Vereinsamung des Träumenden. Solche Bilder treten etwa als Eisdecke über einem Fluß oder See oder auch als Vereisung der Straße auf.

Ein Einbruch in das Eis oder das Bild eines Menschen, der auf einer Eisscholle treibt, gelten als Gefahrensignale.

Elektrizitätswerk

Ein Elektrizitätswerk, eine Transformatorenstation oder ein Kraftwerk sind in der modernen Traumsprache Energiesymbole. Sie können auf einen Zufluß von Energie hindeuten.

Oft sind solche Bilder – vor allem das Kernkraftwerk – aber als Gefahrensignale zu verstehen.

Unkontrollierbare elektrische Ströme oder Aufladungen in einem Raum deuten auf psychische Störungen hin. ↗Explosion.

Erbrechen

Beim Erbrechen stößt man Unverdauliches, Verdorbenes wieder aus. Entsprechend symbolisiert das Traumbild das Bemühen, unangenehme Eindrücke möglichst schnell von sich zu weisen, sie zu vergessen. Der Träumende will sich mit ihnen nicht erst belasten. Erbrechen in diesem Sinne bedeutet Abwehr als seelische Selbsthilfe. Die genauere Bedeutung ergibt sich aus dem Traumzusammenhang. Schafft das Erbrechen dem Träumenden Erleichterung, so ist sein Wunsch nach Verdrängung dringend. Bereitet das Erbrechen dagegen viel Qual, so läßt sich der Konflikt nicht ohne weiteres verdrängen, sondern er muß verarbeitet werden.

ersticken

Dieses Traumbild kann auf einen Krankheitszustand hinweisen. Erstickungsgefühle steigern sich manchmal bis zum Alptraum. Sie deuten meist darauf hin, daß etwas Unangenehmes zu bewältigen ist, das noch nicht genügend verarbeitet wurde.

ertrinken

Es bestehen ernsthafte Probleme, die häufig auf mangelnde Lebensplanung zurückzuführen sind. Das Traumbild des Ertrinkens weist auf erschüttertes Selbstvertrauen und Hilflosigkeit hin. Gelingt es dem Träumenden, sich zu retten, so sind genügend Widerstandskräfte vorhanden, um die scheinbar ausweglose Situation zu meistern. Geht man dagegen unter, so ist die Krise nur unter Einsatz aller verfügbaren Energien zu bewältigen. Das Traumbild warnt davor, den Lebensmut zu verlieren und zu resignieren.

Explosion

Eine Explosion ist immer ein ernstes Gefahrensignal, besonders wenn dabei Maschinen oder irgendwelche Stahlkonstruktionen explodieren. Manchmal sind solche Explosionen im Traum von entsprechenden Geräuschempfindungen begleitet. Das Bild der Explosion kann einen seelischen Zusammenbruch andeuten, aber auch einen heftigen Streit. Gleichen die Empfindungen eher einem Gewitter, so kann dem Traum die Bedeutung einer die Atmosphäre bereinigenden Auseinandersetzung zukommen. Sie bezieht sich oft auf den privaten, manchmal aber auch auf den beruflichen Lebensbereich des Träumenden. Genauere Hinweise ergeben sich meist aus dem Traumzusammenhang.

Fabrik

Arbeitende Menschen in Fabrikhallen symbolisieren Gemeinschaftsgeist und kollektives Handeln, aber auch mangelnde Individualität. Empfindet der Träumende dieses Bild als positiv oder als wertneutral, so bereitet ihm die gesellschaftliche Einordnung keine Schwierigkeiten. Wird das Traumbild als unangenehm empfunden oder löst es Angst aus, so sollten Selbstgefühl und Gemeinschaftsdenken stärker aufeinander abgestimmt werden. Konflikte mit der Umwelt können durch zu starke Ichbezogenheit bedingt sein. Ist die Anziehungskraft der Fabrik im Traum übermäßig stark, so kann das auf eine Unterentwicklung der Persönlichkeit hindeuten. Der Träumende sucht möglicherweise Schutz in der Masse.

Falle

Eine Falle deutet auf eine schwierige Situation hin, in die man sich selbst gebracht hat und aus der sich nur schwer ein Ausweg finden läßt. Wer in einer Falle sitzt, der ist meist Gefangener seiner eigenen Gutgläubigkeit und Unvorsichtigkeit. Die Erkenntnis, daß man falsch gehandelt hat, führt oft zu Schuldgefühlen. Die nähere Bedeutung dieses Traumbildes ergibt sich aus dem Traumzusammenhang.

fallen

Dieses Traumbild symbolisiert Zweifel, Unsicherheit, mangelndes Selbstvertrauen und Lebensangst. Oft warnt es vor Oberflächlichkeit und Leichtsinn. Aber auch ein Verlust an Ansehen und Macht kann sich so darstellen. Eine selbstkritische Überprüfung der Persönlichkeit ist ratsam. Mehr Verantwortungsbewußtsein und Lebenszuversicht sollten entwickelt werden. Stolpern, Ausrutschen und Hinfallen deuten eher auf vorübergehende Schwierigkeiten. Dagegen zeigt das Fallen ins Bodenlose oder in einen Abgrund ernsthafte Konfliktsituationen an.

Falltür

Dieses Bild enthält meist ein Warnsignal für den Träumenden. Möglicherweise will ihm jemand eine Falle stellen. Ihm droht ein Absturz im sozialen, psychischen, geistigen oder moralischen Sinne. ↗Falle, ↗fallen.

Feinde

Alle im Traum auftretenden Personen verkörpern bestimmte Eigenschaften des Träumenden. Freunde symbolisieren positive Gedanken, Gefühle und Verhaltensweisen. Feinde weisen dagegen auf negative Anschauungen, Neigungen und Handlungen hin, die der Träumende an sich selbst verurteilt und bekämpft. Die nähere Bedeutung ergibt sich meist aus dem Traumzusammenhang. Wichtig ist dabei vor allem das Verhalten der Feinde und die Einstellung des Träumenden dazu.

Fessel

Eine Fessel im Traum ist ein positives wie negatives Sinnbild einer Bindung. Sie kann auf die Partnerschaft des Träumenden hinweisen, aber auch auf andere Bindungen persönlicher oder beruflicher Art.

Festung

In der Traumsprache deutet eine Festung auf Unsicherheit, Hemmungen, Minderwertigkeitsgefühle und ein gestörtes Verhältnis zur Umwelt hin. Dieses Symbol kann auch auf Einsamkeit und Isolation schließen lassen. Wird eine Festung aufgegeben oder verlassen, so zeigt sich darin das Bemühen, mehr Selbstvertrauen und bessere Beziehung zur Umgebung zu erreichen. Eine Festung, die umkämpft wird, weist auf starke Spannungen zwischen dem Träumenden und seiner Umwelt. ↗Höhle.

Feuer

Feuer und Flammen treten im Traum in verschiedenen Bedeutungen auf, die sich meist aus dem Handlungszusammenhang näher bestimmen lassen.

Das Feuer kann als Zeichen für eine seelische Reinigung und als Erneuerungs- und Wiedergeburtssymbol auftreten. Allgemein kennzeichnet es im positiven Sinne psychische Energie, wie sie sich in dem sprachlichen Bild der Lebensflamme ausdrückt.

Ein zerstörendes Feuer signalisiert immer Gefahr. Sie kann in einer verzehrenden Leidenschaft, sexueller Abhängigkeit oder starken und fanatischen Ideen begründet sein.

Fieber

Als Traumsymbol kann das Fieber auf einen tatsächlich bestehenden Krankheitszustand hinweisen. Denkbar ist auch, daß eine seelische oder körperliche Überreizung vorliegt. Meist weist dieses Bild auf ernsthafte Schwierigkeiten in der Persönlichkeitsentwicklung hin.

Fliege

Als Traumsymbol deuten Fliegen auf nervöse Erregungs- und Erschöpfungszustände hin. Große, dicke Fliegen zeigen, wenn sie im Traum Ekel erregen, innere Widerstände gegen bestimmte Personen, Gedanken, Gefühle und Verhaltensweisen an.

Flucht

Meist enthält dieses Traumbild einen Hinweis, daß der Träumende sich vor der Auseinandersetzung mit unangenehmen Gedanken oder Gefühlen scheut. Er ergreift die Flucht, um möglichst schnell zu vergessen. Gewissenskonflikt und Schuldgefühle können mit diesem Bild in Zusammenhang stehen. Die genaue Bedeutung ergibt sich aus dem Traumzusammenhang. Vor allem kommt es auf die Gründe an, warum jemand flieht und vor wem bzw. aus welcher Situation.

Gefängnis

Das Gefängnis als Ort des Traumgeschehens informiert über geistige, körperliche oder sonstige Einschränkungen. Oft weist der Traum von Gefangenschaft darauf hin, daß die Bewußtseinsvorstellungen, in denen der Träumende gefangen ist, nicht voll mit der Lebenswirklichkeit übereinstimmen. Der Träumende engt seine realen Möglichkeiten ein.

Gericht

Wer in seinen Träumen vor Gericht geht, einer Gerichtsverhandlung beiwohnt oder Staatsanwalt, Angeklagter, Verteidiger, Richter, Schöffe, Geschworener oder Zeuge ist, der hält über sich selbst Gericht. Häufig enthält dieses Traumbild die Mahnung, sich selbst gegenüber toleranter zu sein, Selbstkritik nicht zu übertreiben. Es kann auch das Bemühen des Träumenden symbolisieren, für bestimmte Gedanken, Gefühle oder Handlungen Verständnis aufzubringen, sie zu tolerieren.

Gerichtsvollzieher

Hinter diesem Traumbild stehen meist Existenzsorgen oder Minderwertigkeits- und Schuldgefühle, die den Träumenden bedrängen. Verzweiflung und Lebensangst führen ihn in eine resignative Grundhaltung. Die genauere Bedeutung ergibt sich aus dem Traumzusammenhang. Wichtig sind dabei oft die Gegenstände, die der Gerichtsvollzieher pfändet.

Geschrei

Im Schreien drücken sich ursprüngliche Gefühle wie Freude, Lust, Aggressivität, Angst, Schmerz und Verzweiflung aus.

Geschwür

Abszesse, Ausschläge, Ekzeme, Furunkel, Pickel, Geschwüre, Entzündungen weisen auf Minderwertigkeitsgefühle, Spannungen, psychische Konflikte und Stresse hin. Das Traumbild kann einen tatsächlich vorhandenen Krankheitszustand darstellen. Sind die Geschwüre im Begriff zu heilen, so hat der Träumende genügend Widerstandskräfte, mit der Krise fertig zu werden. Je schwerer sich das Krankheitsbild darstellt, um so ernsthafter ist die psychische Situation, in der sich der Träumende befindet.

Gewalt

Gewalttätigkeiten im Traum sind als Hinweis auf die Notwendigkeit zur Wahrung von Disziplin zu verstehen. Wird dem Träumenden Gewalt angetan, so kann das auf Minderwertigkeitsgefühle hinweisen.

Ergibt der Traumzusammenhang eine erotische Bedeutung, so kann das Anwenden oder Erleiden von Gewalt auf sadistische oder masochistische Tendenzen des Träumenden hinweisen.

Gewichte

Sie können Bedrückungen und Belastungen symbolisieren, die sich hemmend auf die Persönlichkeitsentfaltung auswirken. Häufig verbindet sich mit diesem Bild die Aufforderung, Probleme ernster zu nehmen, sie gewichtiger zu sehen als bisher. Andererseits kann aber auch gemeint sein, daß wir nichts schwerer nehmen sollten, als es tatsächlich ist. Um die genauere Bedeutung zu ermitteln, ist es wichtig, auf die Gegenstände zu achten, die mit den Gewichten in Verbindung stehen.

Gift

Mit diesem Traumbild kann alles das gemeint sein, was dem Rechtsempfinden und den Wertvorstellungen des Träumenden widerspricht. Feindschaft, Bösartigkeit, die Atmosphäre vergiftende Gedanken, Gefühle und Handlungen können sich auf diese Weise im Traum ausdrücken.

Gletscher

Gletscher sind Traumsignale für Gefühlskälte. Der Sturz in eine Gletscherspalte symbolisiert die Gefahr, in geistige oder emotionale Erstarrung abzugleiten. ↗Eis.

Gorilla

Im Gegensatz zu anderen Affenarten gilt der Gorilla als ungünstiges Traumsymbol. Er verkörpert brutale Gewalt. Diese Rolle spielt er in modernen Horrorfilmen z. B. in der Gestalt des King-Kong und in unseren Träumen.

Hai

Als gefährlicher Raubfisch symbolisiert der Hai männliche Vitalität und Aggressivität. Einerseits kann sich in diesem Bild der Wunsch nach starker Triebenergie, aber auch nach Selbstbeherrschung ausdrücken. Andererseits deutet dieses Symbol auch auf die Angst vor brutaler Hemmungslosigkeit. Die genauere Bedeutung ergibt sich aus dem Traumzusammenhang. Wichtig ist, wie sich der Haifisch verhält und welche Empfindungen der Träumende dabei hat.

hängen

Als Traumbild veranschaulicht alles Hängende mangelnde Stabilität. Unsicherheit, Abhängigkeit und Hilfsbedürftigkeit drücken sich in diesem Symbol aus. Erhängt sich ein Mensch oder wird jemand aufgehängt, so warnt dieses Bild vor Leichtsinn, Unüberlegtheit und Unbeherrschtheit. Die genauere Bedeutung ergibt sich aus dem Traumzusammenhang. Wichtig ist, ob etwas sicher hängt oder unsicher. Zu achten ist auch auf die Empfindungen des Träumenden in der Traumsituation.

Hexe

Ursprünglich waren Hexen Frauen mit magischen Kräften. Diese Bedeutung änderte sich erst im Mittelalter. Das Traumbewußtsein benutzt meist die mittelalterliche Symbolbedeutung, die dem Charakter der Hexe im Märchen entspricht. Die Hexe im Traum ist ein negatives Muttersymbol. Sie verkörpert das Bedrohliche und Zerstörende des Weiblichen.

Hinrichtung

Eine Hinrichtung im Traum weist auf die Notwendigkeit einer seelischen und geistigen Neuorientierung hin. Sie ist also kein gefährliches Bild. Die bisherige Lebenseinstellung oder die Gestaltung persönlicher Beziehungen hat sich als fehlerhaft erwiesen. Sie muß überprüft werden. Solche Träume erscheinen oft um die Lebensmitte. Die Träumenden empfinden sie meist selbst nicht als so gefährlich, wie sie nach der wörtlichen Bedeutung eigentlich sein müßten, und wundern sich über ihre relativ geringe Betroffenheit.

Höhle

Seit alter Zeit ist die Höhle eine Wohnung und Zufluchtstätte für den Menschen. Der Mutterleib ist ebenfalls eine Höhle, in deren Schutz neues Leben heranwächst. In diesem Sinne hat das Symbol die Bedeutung von Mütterlichkeit, Weiblichkeit und Geborgenheit. Auch die weibliche Sexualität kann gemeint sein, denn die Scheide ist ja ebenfalls eine Höhle. Ist die Höhle einladend und behaglich, so kann das ein Hinweis auf Unsicherheit, Lebensangst, Schutzbedürfnis und Mutterbindung sein. Wirkt die Höhle gefährlich, so deutet das auf Partnerschaftsprobleme oder Störungen in der Beziehung zur Umwelt hin.

Hölle

Dieses Traumsymbol veranschaulicht Gewissensqualen und Schuldgefühle. Es weist auf unterdrückte, unbefriedigte Bedürfnisse hin. Höllenfeuer und starke Hitze veranschaulichen unterdrückte Triebwünsche. Wiederholte Alpträume, in denen die Höllensymbolik auftritt, deuten auf eine ernstliche Störung in der Entwicklung der Persönlichkeit hin. ↗Gericht, ↗Gewalt.

Hund

Der Hund kommt im Traum in zweifacher Symboldeutung vor: Er gilt als Wächter für den Besitz des Menschen, als Schutz gegen Angriffe und als treuer Freund. Er kann aber auch ein Symbol für Aggressionen darstellen.

Impotenz

In diesem Traumbild drücken sich meist Enttäuschungen in der Partnerschaft besonders im sexuellen Bereich aus. Manchmal weist Impotenz im Traum auch auf Minderwertigkeitsgefühle und auf Angst vor Verlust von Fähigkeiten hin, die für den Träumenden von Bedeutung sind.

Insekten

Insekten verkörpern im Traum tief verankerte, unbewußte Inhalte. Treten sie in Massen auf, so ist das ein Gefahrensignal. Das gilt vor allem für Ameisen, Spinnen, Schaben und ähnliche Tiere. Das Traumbewußtsein signalisiert nervliche Störungen auf diese Weise. ↗Ameisen.

Insel

Eine Insel liegt isoliert im Meer, dem Symbol für das Unbewußte. Träume von einer Insel können auf seelische Komplexe hindeuten, die zu einer Isolierung von den Mitmenschen und der Gesellschaft führen. Es kann sich aber auch um Wunschvorstellungen handeln, denen der Bezug zur Wirklichkeit fehlt.

Invalide

Körperbehinderungen deuten als Traumbild auf Minderwertigkeitsgefühle, Selbstzweifel und Lebensangst hin. Das gilt vor allem, wenn sich der Träumende aufgrund einer Behinderung in seiner Aktionsfähigkeit eingeschränkt erlebt oder in Gefahr gerät.

Kaktus

Dieses Traumsymbol deutet auf Abwehr, Schroffheit und das Bemühen um Distanz zu anderen Menschen hin. Diesem Verhalten liegen Unsicherheit, Empfindsamkeit und Verletzlichkeit zugrunde. Es ist notwendig, mehr Selbstsicherheit zu entwickeln und die Kontakte zu anderen Menschen entspannter zu gestalten.

Kamera

Wer im Traum mit einer Kamera fotografiert, hat meist den Wunsch, die Wirklichkeit festzuhalten, auf diese Weise sein Erleben vor der Vergänglichkeit zu bewahren. Fühlt sich der Träumende selbst von einer Kamera fotografiert, so verbirgt sich dahinter oft die Angst, von anderen beobachtet zu werden. Bei einigen Naturvölkern geht diese Angst so weit, daß die Menschen glauben, sie würden ihre Seele verlieren, wenn sie fotografiert werden. Ein wenig davon steckt offenbar noch in uns, obwohl wir als aufgeklärte Menschen in einer modernen Zivilisation aufgewachsen sind.

klein

Erscheinen Gegenstände oder Personen im Traum ungewöhnlich klein, so deutet das auf Unsicherheit, zu wenig Selbstvertrauen und Minderwertigkeitsgefühle hin. Das Märchen vom Däumling und die Erzählung von Alice im Wunderland handeln von dieser Problematik der Kleinheit. Sie gehört zum normalen Entwicklungsprozeß, den Kinder auf ihrem Weg zum Erwachsenwerden durchlaufen. Tritt sie bei Erwachsenen auf, so gibt sie dem Träumenden ein Zeichen, mehr Selbstbewußtsein und Leistungsbereitschaft zu entwickeln.

Klo

Dieser unscheinbare, kleine Raum hat im Leben der Menschen eine weit größere Bedeutung, als man allgemein zugibt. Es ist der Ort, auf den selbst der Kaiser zu Fuß geht. Diese volkstümliche Umschreibung zeigt, daß in diesem Raum Amt und Würden nichts gelten. Jeder Mensch wird hier auf seine Kreatürlichkeit zurückgeworfen. Er ist mit sich allein und reinigt sich von den zu Ballast gewordenen Nahrungsresten. Kloträume kommen sehr häufig vor. Sie weisen auf die Notwendigkeit einer Entlastung von seelischen Abfallstoffen hin. Meist ist damit ein psychischer Reinigungsprozeß gemeint.

Kot ist in der Traumsprache nichts Unanständiges. In der Landwirtschaft ist er Dünger. Aus ihm wächst Neues. Die Alchimisten meinten, aus Kot müsse Gold zu gewinnen sein.

Kloster

Wie in der Wirklichkeit, so ist das Kloster auch im Traum ein Ort der Stille, der Sammlung, Geborgenheit und Selbstbestimmung. In diesem Symbol können sich Lebensunsicherheit und Schutzbedürfnis ausdrücken.

Koffer

Koffer und andere schwere Gepäckstücke im Traum sind Symbole für Lasten und Probleme, die der Träumende im Leben mit sich herumträgt. Ein Verlust der Koffer bedeutet nicht, daß der Träumende seine Belastungen losgeworden ist, sondern der Traum informiert, daß er zu wenig über diese Probleme und ihre Lösungen nachdenkt. ↗Bahnhof.

Krankenhaus

Ein Krankenhaus im Traum weist auf die Hilfsbedürftigkeit des Träumenden oder der Person hin, die ein Krankenhaus aufsuchen soll. Die Krankheiten, die dort zu behandeln sind, haben seelischen Charakter. Die einzelnen Abteilungen des Krankenhauses oder die Art der behandlungsbedürftigen Organe geben Aufschluß über die Art der Störung: Herzkrankheiten weisen auf Störungen im Gefühlsbereich, Augenleiden auf die Unfähigkeit hin, ein Problem oder die Beziehung zu einem Mitmenschen richtig zu sehen. Ein Magenleiden kann anzeigen, daß ein Konflikt unverdaulich erscheint und daher krank macht. Anweisungen des Arztes sind entsprechend als hilfreiche Hinweise für den Träumenden zu verstehen.

Krankheit

Erkrankungen aller Art symbolisieren meist ein geschwächtes Selbstvertrauen, Schuldgefühle und Lebensuntüchtigkeit. Aber auch auf Trost- und Schutzbedürfnis und auf Furcht vor dem Tod kann dieses Traumbild hinweisen. ↗Alter.

Krieg

Das Traumbewußtsein signalisiert mit Bildern vom Krieg eine unbewußte Auseinandersetzung unterschiedlicher Seiten der Persönlichkeit des Träumenden, die untereinander im Widerspruch stehen.

Mit Kriegsbildern, wie sie Soldaten an der Front in der Wirklichkeit erlebten, informiert das Traumbewußtsein über unbewältigte Erlebnisse aus der Vergangenheit, die aber selten auf tatsächliches Kriegsgeschehen zurückzuführen sind. Kriegsverwundungen im Traum sind als seelische Verwundungen zu verstehen, die nur oberflächlich vernarben und einer gründlicheren Aufarbeitung bedürfen. ↗Amputation.

Krücke

Dieses Traumsymbol kann einen Hinweis darauf enthalten, daß der Träumende unter Hemmungen und Minderwertigkeitsgefühlen leidet. Aber auch Lebensangst, Hilflosigkeit und Schutzbedürfnis können sich in dem Traumbild von Krücken darstellen.

Labyrinth

Das Verirren in den Straßen einer unbekannten Großstadt, das endlose nächtliche Wandern durch Straßen, die sich gleichen und weder Namens- noch Richtungshinweise tragen, oder das Umherirren in verwinkelten Kellergängen eines riesigen Gebäudes – die meisten Menschen kennen solche Traumerfahrungen und erinnern sie als äußerst unangenehm. Das archetypische Muster des Labyrinths ist sehr alt. Es informiert über die sexuelle Triebhaftigkeit, die für das Bewußtsein unergründlich ist. In der Regel signalisiert der Traum mit dem Bild des Labyrinths eine Gefahrensituation. Der Träumende fürchtet, sich zu verirren. ↗Spinne.

Lähmung

Eine Lähmung im Traum ist wörtlich zu verstehen. Sie drückt eine Behinderung im seelischen oder geistigen Bereich aus. Die Art dieser Behinderung läßt sich im allgemeinen aus der weiteren Traumhandlung näher erkennen. ↗Amputation.

Lava

Dieses Traumsymbol deutet auf die Sinnlosigkeit unbeherrschter Entladung von Spannungen hin. Insbesondere abgekühlte Lava weist auf das schale Gefühl hin, das nach Ausbrüchen unkontrollierter Aggressivität oft bleibt. Dieses Traumbild mahnt zur Beherrschung und Disziplin. ↗Gewalt, ↗Vulkan.

Lawine

Dieses Traumbild weist auf unkontrolliertes aggressives Abreagieren seelischer oder körperlicher Spannungen hin. Gefühle erkalten. Enttäuschungen, Vereinsamung, Verbitterung, Resignation, versiegende Lebenskraft und Tod können sich in diesem Symbol darstellen. ↗Eis, ↗Gewalt.

Leck, undichte Stelle

Dieses Symbol gilt als Warnsignal: Es will den Träumenden darauf hinweisen, daß irgendwo in seinem Leben etwas in Ordnung gebracht werden sollte. Manchmal handelt es sich im Traum um ein Leck in einem Schiff. Damit ist das Lebensschiff des Träumenden gemeint, das in seiner Fahrtüchtigkeit infolge eines Defekts beeinträchtigt wird. Oft zeigt der Traum aber auch ein Leck in einem Gefäß, durch das Wasser oder eine andere energetische Flüssigkeit ausfließt und zu einem unnötigen Verlust an Lebensenergie führt.

Leiche

Die Leiche erscheint im Traum als Symbol einer abgestorbenen Seite der Persönlichkeit. Sie ist ein Warnsignal. Der Träumende schleppt im Unbewußten einen abgekapselten Komplex wie einen toten Fremdkörper mit sich herum.

Häufen sich Leichenträume, so ist eine psychotherapeutische Beratung dringend zu empfehlen. ↗Begräbnis.

Loch

Tritt dieses Symbol im Sinne von Abgrund auf, so deutet es auf Unsicherheit, Hilflosigkeit und mangelndes Selbstvertrauen. Gleicht das Loch eher einer Spalte oder einer Höhle, so veranschaulicht es die weibliche Sexualität. ↗Abgrund, ↗Höhle.

Löwe

Der Löwe im Traum ist ein mehrdeutiges Symbol. Als König der Tiere kann er wie im Märchen und als Wappentier ein Herrschaftssymbol und ein Sinnbild für körperliche Kraft sein. Der

Löwe kann aber auch schöpferische geistige Kräfte und Kreativität ausdrücken. Er kommt schließlich als Sinnbild für Aggressionen und Unbeherrschtheit vor. Die jeweilige Bedeutung ergibt sich aus dem Handlungszusammenhang im Traum.

Magen

Zunächst einmal kann hier ein körperliches Unwohlsein oder ein Krankheitszustand vorliegen. Trifft dies nicht zu, so deutet der Magen als Traumbild auf die psychische und geistige Aufnahme- und Verarbeitungsfähigkeit, aber auch auf körperliche Bedürfnisse hin. Essen und Trinken mit Genuß symbolisieren in der Traumsprache seelisches Gleichgewicht und Vitalität, jedenfalls wenn sich der Träumende wohl dabei fühlt. Ein übervoller Magen weist auf Schwierigkeiten bei der Verarbeitung von Eindrücken und auf belastende Gedanken oder Gefühle hin. Ist der Magen im Traum hungrig, so symbolisiert dieses Bild Einschränkungen in der Lebensführung und Mangel an geistigen und emotionalen Anregungen.

Maschinenpistole

Träume mit dem Bild einer Maschinenpistole signalisieren Gefahr. Die Maschinenpistole weist auf Aggressivität hin. Je nach dem Traumzusammenhang kann es sich um sexuelle Triebenergie handeln. Die besondere Gefährlichkeit dieser Waffe drückt sich in der Automatik aus, mit der sie funktioniert.

Maske

Im Traum bedeutet die Maske eine Identifikation mit archetypischen Gestalten aus dem Bereich des Kollektiven Unbewußten, die meist Gewalttätigkeit verkörpern. Die Maske hat überwiegend negative Traumbedeutung. Sie weist vielfach auf übersteigertes Geltungsstreben hin, wenn sich der Träumende außerhalb der Karnevalszeit mit einer Maske sieht. Die Ursachen für solche Träume sind vor allem in zu schwachem Selbstwertgefühl oder in Potenzstörungen zu sehen.

Meer

Das Meer ist ein archetypisches Symbol für den Ursprung des Lebendigen überhaupt, nicht des persönlichen Lebens eines Individuums. In seiner unabsehbaren Tiefe und Weise stellt es im

Traum das Kollektive Unbewußte dar. Die Bedeutung kann von einem Aufbruch zu neuen Ufern, in seelisches Neuland, bis hin zu den gefährlichen Notsituationen reichen, die eine Fahrt über das Meer in sich birgt. Handelt der Traum am Meeresufer, so informiert er über eine Problematik im Grenzbereich zwischen dem persönlichen und dem Kollektiven Unbewußten. Welcher Art diese Problematik im einzelnen ist, ergibt sich aus den näheren Umständen des Traumgeschehens.

Messer

Eine phallisch-sexuelle Bedeutung, wie Freud sie annahm, hat das Messer in den seltensten Fällen. Häufig deutet es im Traum im übertragenen Sinne auf ein gedankliches Zerteilen, also ein Analysieren und Differenzieren hin. Wird es im Traum als Angriffswaffe benutzt, so verkörpert es Aggressionstendenzen. Der Mann, der eine Träumende mit dem Messer verfolgt, will sie im allgemeinen weder töten noch vergewaltigen. Das Traumbewußtsein möchte mit diesem Bild erreichen, daß sich die Träumende dieser Traumgestalt mutig zuwendet und mit dem Messer die Probleme, die der Mann für sie verkörpert, analysiert, sie sich bewußt macht.

Militär

Meist symbolisieren Traumbilder von Soldaten oder militärischen Anlagen den Drang nach Selbstbestätigung, nach Geltung und Abenteuern. Unreife Männlichkeit und Aggressivität können sich ebenfalls in diesem Symbol darstellen. Löst das Traumbild bei dem Träumenden unangenehme Empfindungen aus, so ist er bemüht, die hier genannten Eigenschaften zu überwinden und sich zu positiveren Lebenszielen hin zu entwickeln. ↗Krieg.

Mimose

Dieses Traumgefühl weist auf Hemmungen, Minderwertigkeitsgefühle und auf Schwierigkeiten im mitmenschlichen Kontakt hin. Es kann auch Überempfindlichkeit darstellen.

Nacktheit

In der Traumsprache bedeutet Nacktheit den ursprünglichen naturhaften Zustand des Menschen. Das Bild von Nacktheit im Traum hat fast nie sexuelle Bedeutung. Empfindet der Träumende Peinlichkeit, so liegt das daran, daß er sich seelisch entblößt fühlt.

Operation

Eine Operation im Traum weist auf psychische Störungen hin. Die Art der Operation deutet auf die entsprechende seelische Funktion, die behandlungsbedürftig ist. Eine Herzoperation symbolisiert beispielsweise Gefühlskonflikte. Eine Operation am Bein signalisiert eine falsche Lebenseinstellung des Träumenden, der so nicht weiterkommt. Eine Magenoperation deutet auf die Unverdaulichkeit einer Situation im Leben des Träumenden hin. ↗Krankenhaus.

Paket

Dieses Traumbild symbolisiert Botschaften aus dem Unbewußten, angenehme ebenso wie unangenehme. Meist handelt es sich um Erinnerungen an Erlebnisse, Gefühle und Handlungen, die man längst vergessen zu haben glaubt. Auch ungenutzte Möglichkeiten und versäumte Chancen können sich mit diesem Traumbild Ausdruck verschaffen. Die genauere Bedeutung ergibt sich aus dem Traumzusammenhang. Wichtig ist insbesondere, was das Paket enthält und welche Gefühle es in dem Träumenden auslöst.

Panne

Fährt ein Fahrzeug im Traum nicht mehr weiter, so ist der Träumende auf seiner Lebensreise meist auf ein Hindernis gestoßen. Welcher Art dieses Hindernis ist, läßt sich fast immer aus dem Traumzusammenhang erkennen.

Rabe

In der germanischen Mythologie hat der Rabe die Bedeutung eines Todesvogels. Im Volksmund gilt er als Seelenvogel. Seine Traumbedeutung gleicht der sprichwörtlichen vom Unglücksraben. In den Träumen signalisiert der Rabe unglückliche Gedanken und Überlegungen des Träumenden.

Ratte

Ratten im Traum sind Warnsignale. Sie können nagende, fruchtlose Zweifel des Träumenden symbolisieren. Ratten gelten als

Traumsignale für den Ausbruch organischer Krankheiten, schon ehe körperliche Symptome erkennbar sind.

Raubtier

Im allgemeinen signalisiert ein Raubtier im Traum Aggressionstendenzen. Eine Ausnahme gilt für den Löwen, der eine spezielle Symbolbedeutung hat. ↗Löwe.

Raubkatzen, Wildkatzen, Iltis, Marder und andere Raubtiere verkörpern den bedrohlichen und oft eher negativen Aspekt der sexuellen Triebhaftigkeit.

Rauch

Schwelender Rauch symbolisiert meist niedrige, dumpfe, stickige Kräfte. Je dunkler, dichter und beißender der Rauch ist, um so konfliktträchtiger sind diese Kräfte. Zieht der Rauch ab, löst er sich auf oder wird er vom Wind auseinandergetrieben, so deutet dies auf Entspannung und Konfliktlösung. ↗Feuer.

Röhre

Muß der Träumende durch eine Röhre kriechen und erlebt er dabei Beklemmungsgefühle, so deutet das auf sexuelle Abwehr oder Hemmung gegenüber einer als mütterlich dominierend erlebten Frau. Kriecht man im Traum dagegen freiwillig in eine Röhre, die schützt und birgt, so liegt in diesem Bild ein Hinweis auf Lebensangst, übermäßiges Schutzbedürfnis und starke Mutterbindung. ↗Falle, ↗Höhle.

Rot

Die Farbe Rot drückt Leidenschaft, Sinnlichkeit, Feuer und gesteigerte Vitalität aus.

Aber Rot ist auch die Farbe der Revolution, der blutigen Unterdrückung. Sie kann – wie bei der Verkehrsampel – ein Gefahrensignal bedeuten.

Rücken

Hinter unserem Rücken geschieht, wovon wir nichts wissen. Der Rücken liegt im Schatten unseres Bewußtseins. Wie bei Siegfried in der Sage, liegt auch bei uns im Rücken unsere verwundbare Stelle. Dieses Traumbild will meist darauf hinweisen, daß aus dem Hintergrund des Unbekannten Gefahren drohen.

Rucksack

Meist weist dieses Symbol auf die Lasten an Schicksalsschlägen, Irrtümern und Fehlentscheidungen hin, die sich in unserem bisherigen Leben angesammelt haben und die wir tragen müssen. Manchmal deutet dieses Traumsymbol aber auch auf Naturverbundenheit, Einfachheit, gesunde Lebensweise und Vitalität.

Sackgasse

Der Träumende hat sich selbst in eine schwierige Lage gebracht, aus der er jetzt keinen Ausweg sieht. Die beste Lösung ist meist umzukehren, aus alten Fehlern zu lernen und nach einem anderen Weg zu suchen.

Schatten

Der Träumende meint, von jemanden in den Schatten gestellt zu werden, oder er empfindet sich nur noch als Schatten seiner selbst. Meist deutet dieses Traumbild auf ein beeinträchtigtes Selbstwertgefühl. Manchmal symbolisieren Schattenbilder auch Vorgänge aus dem Unbewußten. Entscheidend für die Traumbedeutung ist der Zusammenhang, in dem die Schattenbilder vorkommen. Aufschlüsse ergeben sich oft aus der Art der Gegenstände, die Schatten werfen.

Schimmel

Das weiße Pferd ist oft mit dem Erlebnis oder mit der Ahnung des Todes verbunden. Der „Schimmelreiter" taucht nach der Sage dort auf, wo Tödliches geschehen kann. Die Farbe Weiß bedeutet in der Traumsprache aber manchmal auch ein Unschuldssymbol. Das Weiß selbst ist noch keine Farbe. In ihm ist oft die Aufforderung enthalten, es aufzulösen wie das weiße Licht in die darin enthaltenen Spektralfarben, die Farben des lebendigen Lebens.

Schlange

Die Bedeutung der Schlange läßt sich nur aus dem gesamten Traumzusammenhang erkennen. Sie kann die instinkthafte Triebnatur des Träumenden verkörpern. Vor allem in den Träumen junger Menschen hat sie häufig sexuelle Bedeutung. Die Schlange ist gelegentlich aber auch ein Wandlungs- und Wiedergeburtssymbol. Als Warnsignal erscheint sie, wenn jemand den

Verführungskünsten einer kalt-berechnenden „Schlange" verfällt, wie die volkstümliche Sprache dies bildhaft ausdrückt.

Schlitten

Schnee und Eis gelten in der Sprache der Träume meist als Symbole für Not und Einsamkeit. Sie weisen oftmals darauf hin, daß auf der Gefühlsebene Erfrieren droht. Wer im Traum einen Schlitten, beladen mit seinen Problemen, als Gepäck hinter sich herzieht und allein durch eine Winterlandschaft wandert, befindet sich ziemlich sicher in einer emotionalen Krise. Gefühle in ihm drohen zu erstarren. ↗Eis.

Spinne

Der Volksmund vergleicht das Netzknüpfen der Spinne mit dem Spinnen von Intrigen. Als Traumsignal hat die Spinne negative Bedeutung: Für Insekten, die in ihr Netz geraten, ist sie tödlich.

Das Traumbewußtsein signalisiert mit dem Bild der Spinne oft Mutterkonflikte bei weiblichen Personen.

Supermann

Der Supermann oder ähnliche Gestalten aus den Comics, Krimis, Science-Fiction-Romanen und Western-Geschichten sind moderne Symbole für den Helden im Märchen. Solche Symbolfiguren gehen auf das Streben der Psyche nach Ausgleich zurück. Sie bieten in ausweglos erscheinenden Situationen oft verblüffende Problemlösungen an.

Im negativen Sinne signalisiert das Traumbewußtsein mit der Gestalt des Supermanns aber auch Größenwahnvorstellungen und übersteigertes Machtgefühl. ↗Maschinenpistole.

taub

Wer taub ist, kann nicht hören. In der Traumsprache warnt dieses Symbol davor, unangenehme Dinge, die wir nicht hören möchten, zu überhören. Es empfiehlt sich, den Rat und die Kritik von Menschen, die uns nahestehen, ernst zu nehmen. Wer nicht hört, nimmt seine Umgebung nicht voll und ganz wahr. Er erlebt ein verzerrtes Bild der Wirklichkeit und erleidet zwangsläufig Enttäuschungen und Verluste.

tauchen

Dieses Traumbild hat zwei unterschiedliche Bedeutungen. Einmal drückt es aus, daß man sich der Wahrheit gegenüber verschließt und wegtaucht, um sich unangenehmen Einsichten zu entziehen. Zum anderen bedeutet dieses Symbol, daß der Träumende in sein Inneres eintaucht, um sich mit der Welt seiner Gefühle auseinanderzusetzen und sich selbst zu besinnen. Welche Bedeutung jeweils zutrifft, läßt sich aus dem Traumzusammenhang erkennen.

Testament

Der Träumende hat das Bedürfnis, seine persönlichen Lebensverhältnisse zu regeln, Ordnung zu schaffen. Dieses Bestreben kann durch Angst vor Alter, Krankheit und Tod bestimmt sein. Die genauere Bedeutung ergibt sich aus dem Traumzusammenhang.

Teufel

Für Menschen, die mit einer übertriebenen puritanischen Moral alles Natürliche verteufeln, kann der Teufel im Traum ein Signal bedeuten, das Naturhafte stärker zu akzeptieren. Einem verstandesbesessenen Träumenden signalisiert das Traumbewußtsein manchmal mit dem archetypischen Bild des Teufels das Teuflische, das jedem einseitig intellektuellen Denken innewohnt.

Tunnel

Im Tunnel begegnen wir dem Unbewußten. Die genauere Bedeutung ergibt sich aus dem Traumzusammenhang. Wichtig ist vor allem, wie der Träumende die Begegnung mit dem Tunnel erlebt, ob er Angst empfindet, erschrickt, sich wie in einer Höhle geschützt oder gefangen erlebt. ↗Gefängnis, ↗Höhle.

Überfall

↗Gewalt.

Überschwemmung

Das Bild einer Überschwemmung kann ein Traumhinweis auf eine Überflutung des Träumenden durch Gefühle und Affekte sein. Es kann aber auch eine Überschwemmung des Bewußtseins durch das Unbewußte angezeigt werden. Dann ist dieser Traum ein dringendes Warnsignal, das die Gefahr einer Psychose signalisiert. Psychotherapeutische Hilfe ist in diesem Falle erforderlich. ↗Meer.

Unfall

Dieses Traumbild kommt in zwei unterschiedlichen Bedeutungen vor. Einmal kann es sich um die psychische Verarbeitung eines tatsächlich erlebten Unfallgeschehens handeln. Zum anderen ist dieses Traumsymbol als Hinweis auf eine bestehende Problemsituation zu verstehen. Der Träumende fühlt sich seinen Schwierigkeiten nicht gewachsen. Indem er im Traum einen Unfall erleidet, erklärt er sich für handlungsunfähig. Er flüchtet auf diese Weise aus der Krise.

Ungeheuer

Fabelwesen, wie beispielsweise Drachen, Riesenschlangen, Kröten, Krokodile, Meeresungeheuer, Riesenspinnen, Riesenvögel, Vampire und Werwölfe deuten auf Gewissenskonflikte und unbewußte Persönlichkeitsstörungen hin. Das gilt vor allem, wenn solche Träume wiederholt auftreten. Sind sie von starken Ängsten begleitet, so ist therapeutische Hilfe zu empfehlen. ↗Dämonen.

Unrat

Abfälle und Schmutz deuten in der Traumsprache auf unsaubere Meinungen und Empfindungen, die uns belasten. Oft ist eine unangenehme Entscheidung zu treffen oder eine notwendige Trennung zu vollziehen. ↗Aas, ↗Abfall.

Vampir, Fledermaus

Vampirartige Flugtiere und Fledermäuse symbolisieren im Traum dunkle, schwermütige Gedanken und Vorstellungen. Der Vampir kann als Traumbild auch auf Schuldgefühle hinweisen.

Vulkan

Bricht ein Vulkan aus, so ist das ein Hinweis auf Verdrängungen, Triebstauungen oder versteckte Aggressionen, die zum Durchbruch drängen. ↗Gewalt.

Wald

Traumhandlungen im Wald weisen meist auf archetypische Muster des Kollektiven Unbewußten in uns hin.

Der Wald gilt als Symbol des Unbewußten. Im Traum wie in den Märchen verkörpert er oft Geheimnisvolles, Abenteuerliches, Dämonisches. ↗Hexe.

Wunde

Verletzungen aller Art symbolisieren schmerzliche Eindrücke und Erfahrungen. Schützt ein Verband die Wunde oder vernarbt sie, so zeigt sich darin der Wunsch, die erlittenen Enttäuschungen zu überwinden. ↗Geschwür.

Wüste

Im allgemeinen signalisiert das Traumbewußtsein mit dem Bild der Wüste die Gefahr seelischer Vereinsamung und eines seelisch-geistigen Stillstands.

Wüste im Traum kann aber auch ein Ort freiwilligen Rückzugs und notwendiger Askese sein, aus der neue Ideen und neue Kraft entstehen.

zerkleinern, zerstückeln

Oft drückt dieses Traumbild aggressive Gefühle aus. Die Personen und Gegenstände, die an der Traumhandlung des Zerkleinerns oder Zerstückelns beteiligt sind, geben meist nähere Hinweise auf die genaue Beschaffenheit und die Richtung der aggressiven Gefühle des Träumenden.

In den alten Märchen und Mythen bedeutet die Zerstückelung des Helden ein Opfern und ein Neuentstehen. So wurde Osiris zerstückelt und neugeschaffen. Der Geheilte wird zum Heilenden. In diesem Sinne gibt das Traumbild Hinweise auf eine entscheidende Entwicklung der Persönlichkeit des Träumenden. Es gilt von Altem Abschied zu nehmen, damit Neues sich entwickeln kann – nach dem Grundsatz „Stirb und Werde", der überall in der Natur gilt.

Literatur

Bloch, Ernst: Das Prinzip Hoffnung, Band 1, Frankfurt/Main 1959

Brocher, Tobias: Angst vor der Sexualität, in: Hans Jürgen Schultz (Hrsg.), Angst, 2. Auflage, Stuttgart 1988

Cartwright, Rosalind/Lamberg, Lynne: Krisenträume, Hamburg 1996

Celan, Paul: Sprachgitter, Frankfurt a. M. 1959

Cramer, Gerda: Traumzeit im Dschungel, in: Psychologie heute, Heft 9/1983, 67 ff.

Diamond, Edwin: Schlafen wissenschaftlich – Wie und wann wir träumen, Reinbek bei Hamburg 1967

Fromm, Erich: Märchen, Mythen, Träume – Eine Einführung in das Verständnis einer vergessenen Sprache, Reinbek bei Hamburg 1981

Goodman, Felicitas: Wo die Geister auf den Winden reiten, Trancereisen und ekstatische Erlebnisse, 3. Auflage, Freiburg im Breisgau 1995

Hall, Calvin/Nordby, Vernon: The Individual and His Dreams, New York 1972

Harner, Michael: Der Weg des Schamanen, Ein praktischer Führer zu innerer Heilkraft, Genf 1994

Harnisch, Günter: Das große Traumlexikon, Über 1500 Traumsymbole von A bis Z psychologisch gedeutet, 6. Auflage, Freiburg im Breisgau 1997

Harnisch, Günter: Fledermausohren Fledermausangst, Gedichte, Lippstadt 1995

Harnisch, Günter: Was Kinderträume sagen – Traumbilder verstehen, deuten, gestalten, Mit einem Lexikon der Traumsymbole, Freiburg im Breisgau 1995

Hartmann, Ernest: The Nightmare, New York 1984

Kast, Verena: Vom Sinn der Angst, Wie Ängste sich festsetzen und sich verwandeln lassen, Freiburg i. B., Basel, Wien 1996

Kramer, Milton u. a.: The mood-regulating function of sleep, in: Sleep, W. P. Koella und P. Levin (Hrsg.), Basel 1973

Nidiaye, Safi: Meditation löst Lebensprobleme, Genf 1994

Owens, R. G./Naylor, Freda: Living While Dying, Wellingborough 1987

Petri, Horst: Kinderängste, in: Hans Jürgen Schultz (Hrsg.), Angst, 2. Auflage, Stuttgart 1988

Pir Vilayat Inayat Khan: Der Ruf des Derwisch, Essen 1982

Rinpoche, Sogyal: Das tibetanische Buch vom Leben und vom Sterben, 17. Auflage, München 1996
Rosemann, H.: Kinder im Schulstreß, Frankfurt/M. 1978
Ryback, David/Sweitzer, Letitia: Dreams That Come True, New York 1988
Schultz, Hans Jürgen (Hrsg.): Angst, 2. Auflage, Stuttgart 1988
Sendac, Maurice: Wo die wilden Kerle wohnen, Zürich 1967
Siegel, Bernie S.: Mit der Seele heilen, Gesundheit durch inneren Dialog, Düsseldorf 1993
Stevens, Jose und Lena: Zur Quelle der Kraft, Schamanische Techniken für das Leben von heute, Freiburg im Breisgau 1994
Thich Nhat Hanh: Zeiten der Achtsamkeit, 2. Auflage, Freiburg im Breisgau 1996
Ullman, Montague/Zimmerman, Nan: Mit Träumen arbeiten, Stuttgart 1986
Vaughan, Alan: Wenn die Zukunft Schatten wirft, in Esotera Heft 4/1996, 19 ff.
von Franz, Marie-Louise: Archetypes surrounding death, in: Dreams Are Wiser than Men, Richard Russo (Hrsg.), Berkeley 1987
von Franz, Marie-Louise: Der Individuationsprozeß, in: C. G. Jung (u. a.), Der Mensch und seine Symbole, Olten 1968
von Krogh, Gisela: Emanzipation macht angst, in: Hans Jürgen Schultz (Hrsg.), Angst, 2. Auflage, Stuttgart 1988
von Rohr, Wulfing: Meditation, Die Kraft aus der Mitte – ein umfassender Übungsleitfaden, München 1995
Voß, Johann: Warum noch Gedichte? – Die Provokation der modernen Poesie – Eine Meditation, in Scriptum, Heft 26 , Rothenburg /Schweiz 1997
Walden, Peter: Die hohe Schule der Traumdeutung, Genf 1983
Wallerstein, Judith/Blakeslee, Sandra: Gewinner und Verlierer – Frauen, Männer, Kinder nach der Scheidung, München 1992
Walter, Rudolf (Hrsg.): Gelassenwerden, Freiburg im Breisgau 1996